Knaur

Dr. med. Helga Eisele
Gerda Pighin
Bärbel Schermer

Frauenmantel und Zaubernuss

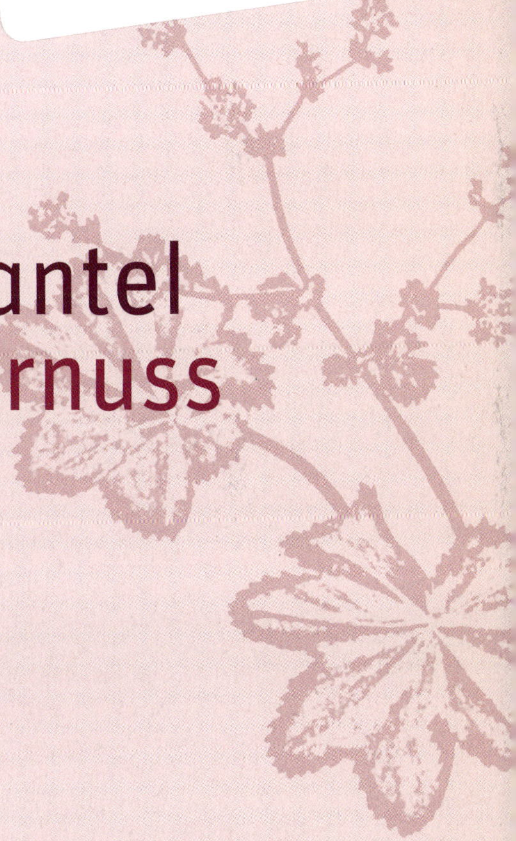

Knaur

Dr. med. Helga Eisele
Gerda Pighin
Bärbel Schermer

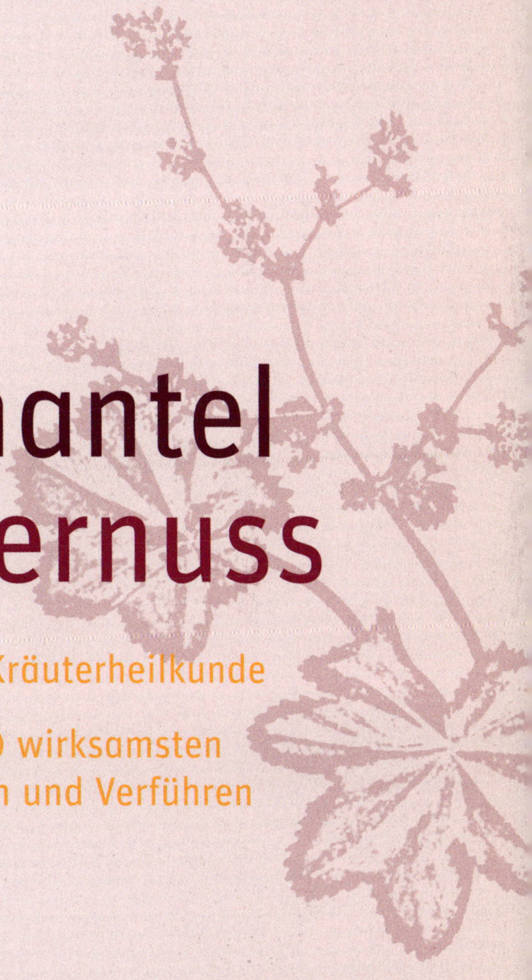

Frauenmantel und Zaubernuss

Das Urwissen weiblicher Kräuterheilkunde

Mit Rezepten für die 30 wirksamsten Frauenkräuter zum Heilen und Verführen

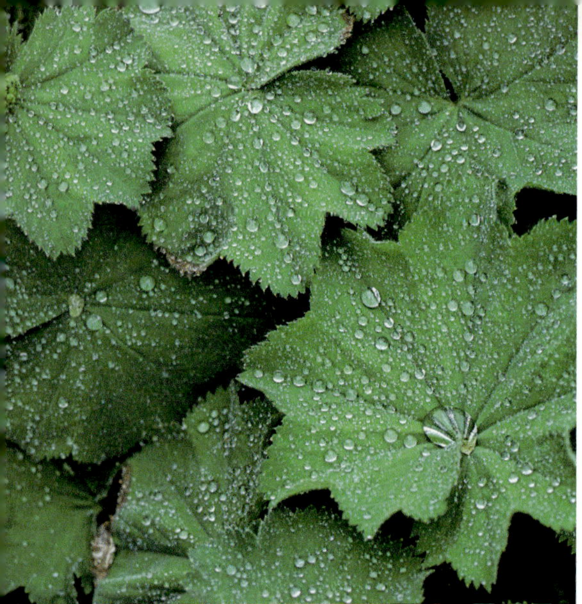
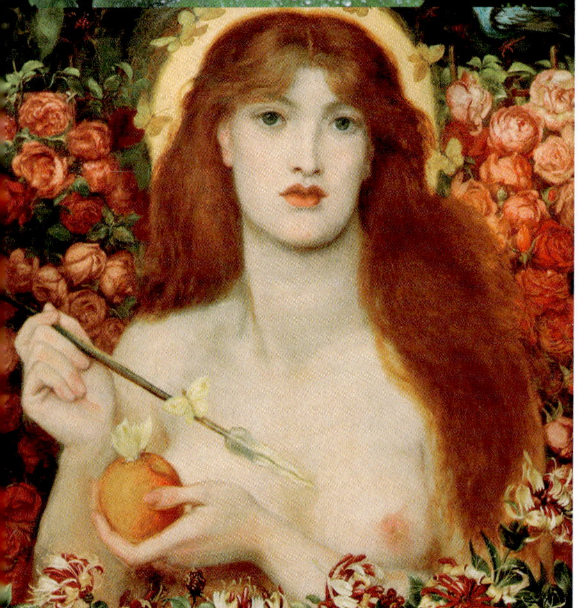
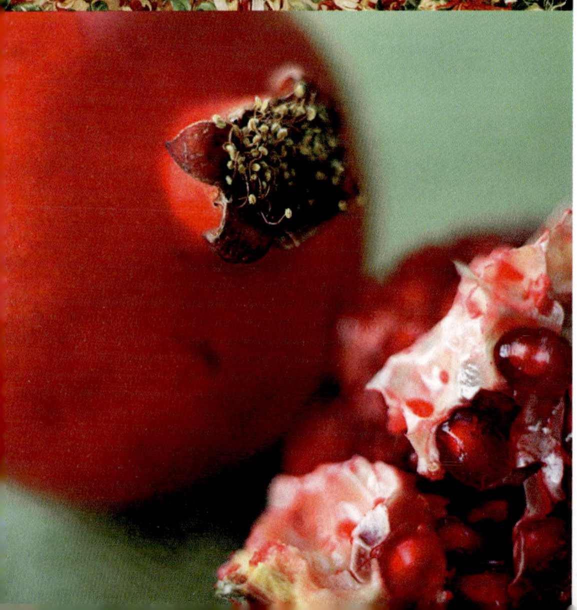

Inhalt

Entdecken Sie das alte Wissen der Kräuterfrauen 6

Mythos und Moderne 8

Ankunft im Kulturland 8
Klösterliche Heilkunde 11
Das Wissen der Frauen 13
Kräuterfrauen der Moderne 16

Die 30 besten Frauenkräuter für eine natürliche Gesundheit 18

Ackerschachtelhalm 20
Baldrian 22
Bärentraube 24
Beifuß 25
Blutwurz 27
Brennnessel 29
Echte Engelwurz 31
Frauenmantel 33
Frauenwurzel 35
Gänsefingerkraut 37
Hopfen 38
Johanniskraut 40
Kamille 42
Küchenschelle 43
Lavendel 45
Löwenzahn 47
Melisse 49
Mönchspfeffer 51

Nachtkerze 52
Pestwurz 54
Pfefferminze 56
Ringelblume 58
Rosmarin 60
Rotklee 62
Salbei 63
Schafgarbe 65
Schöllkraut 67
Traubensilberkerze 69
Weiße Taubnessel 70
Zaubernuss 71

Frauenkrankheiten und die Heilkraft der Kräuter 72

Blasenentzündungen 74
Blasenschwäche und Reizblase 77
Darmträgheit und Verstopfung 78
Reizdarm 80
Gallen- und Verdauungsbeschwerden 82
Frühjahrsmüdigkeit 85
Depressive Verstimmungen 86
Nervöse Unruhe und Angstgefühle 88
Schlafstörungen 90
Kopfschmerzen und Migräne 92
Niedriger Blutdruck und Kreislaufschwäche 94
Krampfadern und offene Beingeschwüre 96
Ausfluss 98
Prämenstruelles Syndrom 100
Zyklusstörungen und schwache Menstruation 102
Zu starke Menstruation 103
Menstruationsschmerzen 104
Wechseljahrbeschwerden 106
Übermäßiges Schwitzen 107

Die Kraft der Kräuter für Schönheit, Liebe und Genuss 108

Entspannen und Loslassen 110

Sich pflegen und schön sein 114

Kräuterküche zum Genießen 120

Lieben und Verführen 123

Register 126
Impressum 128

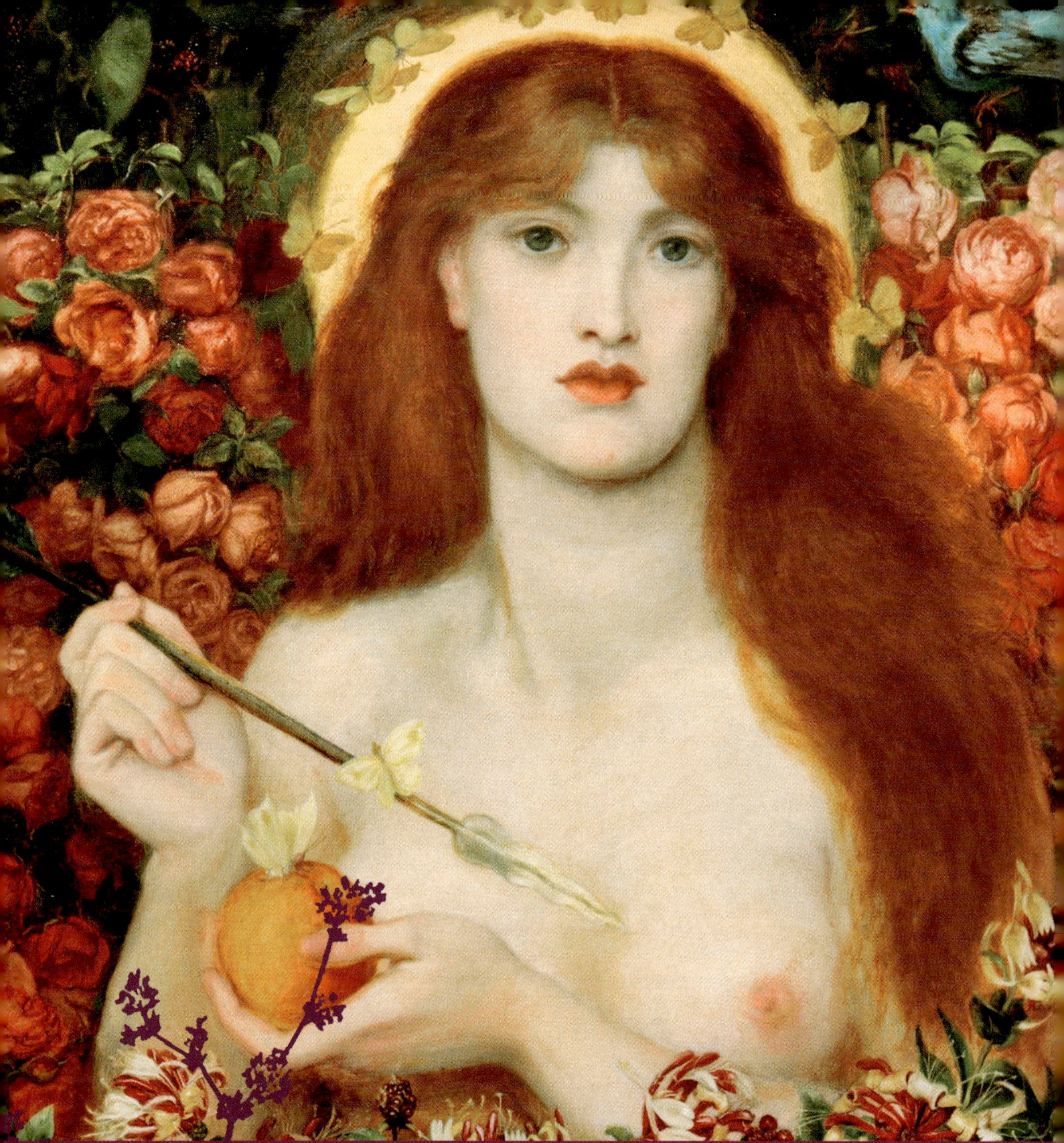

FRAUENMANTEL
und Zaubernuss

Entdecken Sie das alte Wissen der Kräuterfrauen

Die Kräuterheilkunde gehört zu den ältesten Kulturgütern der Welt. Jahrtausende hindurch wurde das Wissen um die heilsame Wirkung der Pflanzen vermehrt, bis daraus ein unermesslicher Schatz geworden war, den vor allem Frauen hegten. Kein materieller Schatz, sondern einer, der alle Bereiche des Lebens umgreift: die Seele, den Geist und den Körper. Viele haben dazu beigetragen: Schamanen und Priester, Klosterschwestern, Kräuterfrauen und Ärztinnen. Heute beweisen Heilpflanzen ihre Wirksamkeit selbst in härtesten klinischen Studien. Immer mehr Menschen – und besonders Frauen – vertrauen deshalb ihrer Kraft und folgen darin dem Beispiel ihrer Vorfahrinnen.

Mythos und Moderne

Das Wissen um die Heilkraft der Kräuter von den Anfängen bis heute

Die Kräuterheilkunde ist ganzheitlich im ureigensten Sinn des Wortes. Denn sie betrifft den ganzen Menschen und dazu die Natur, in die er – nach Vorstellung der alten Schöpfungsmythen – hineingestellt ist wie in einen großen Garten, den es zu bebauen und zu nutzen gilt.

Viele Jahrhunderte hindurch waren es vorwiegend die Frauen, die den Wissensschatz der Kräuterheilkunde pflegten. Das hängt insbesondere mit den Aufgaben der Fürsorge zusammen, welche die Frauen bis heute in den verschiedenen Kulturen übernehmen – und mit den ureigenen leiblichen Erfahrungen von Menstruation, Schwangerschaft und Geburt, welche sie für die Geheimnisse des Lebens besonders empfänglich machen. Wenn gerade Frauen daher heute dieses alte Wissen für sich neu entdecken, so gehört das in den Prozess der weiblichen Bewusstwerdung hinein – allerdings ohne den männerfeindlichen Zug, den der extreme Feminismus gern annimmt. Mag die Kräuterheilkunde auch heute wieder eher weiblich sein, so soll sie eigentlich, als ganzheitliche Wissenschaft, beiden nützen, Männern wie Frauen.

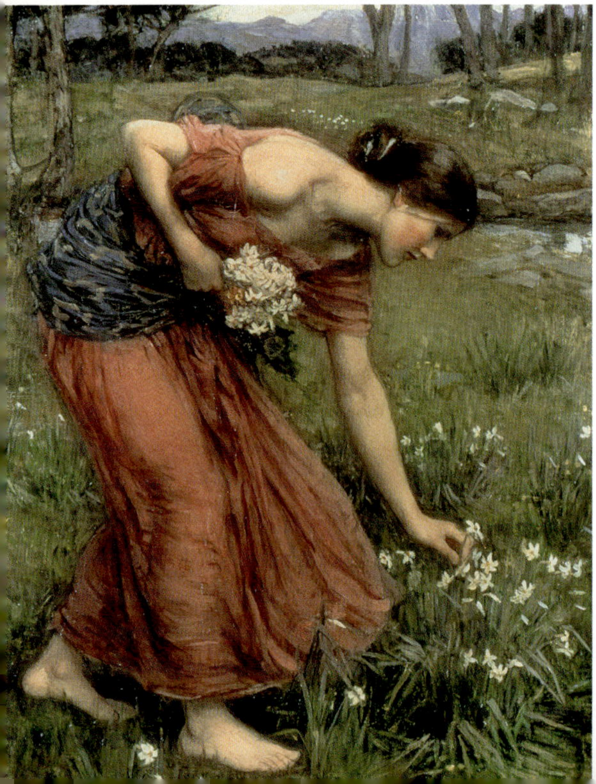

Ankunft im Kulturland

Die Archäologen staunten nicht schlecht: Spuren von sieben Heilpflanzen fanden sie in dem freigelegten Grab eines Neandertalers im heutigen Irak. Wissenschaftler schätzen das Alter dieser Begräbnisstätte auf etwa 40.000 bis 70.000 Jahre – damit stammte sie aus einer Zeit lange bevor die Menschen begannen, sesshaft zu werden. Wahrscheinlich war der Bestattete ein Schamane gewesen, ein weiser Mann, der mit Geistern verkehrte, der die Geheimnisse des Lebens und des Todes kannte und über heilkundiges Wissen verfügte.

LUSTWANDELN *im »Garten Gottes«: Wer offenen Auges durch Wälder und Wiesen streift, findet Naturheilkräuter aller Arten.*

Das Grab im Irak bildet eines der wenigen Zeugnisse aus dem Dunkel jener frühen Jahrtausende. Erst aus der Jungsteinzeit haben sich mehr Spuren erhalten, die auf die Anwendung von Heilpflanzen hindeuten. Die Jungsteinzeit, das ist jene vorgeschichtliche Phase, in der die Menschen allmählich von der Lebensform der Jäger und Sammler zu derjenigen der Ackerbauern übergehen und sesshaft werden. Diese Veränderung setzt um das elfte vorchristliche Jahrhundert ein und bedeutet eine echte Revolution – eine, an der die Frauen nicht unbeteiligt sind.

HEILPFLANZEN AUF DER SPUR

Die Anwendung von Heilpflanzen hat eine Jahrtausende alte Tradition. Erste Zeugnisse davon stammen aus der **Jungsteinzeit**, als aus umherwandernden Jägern und Sammlern allmählich sesshafte Ackerbauern wurden.

Der Glaube an die beseelte Erde

Die Hügel und Täler Europas, die wir heute mit dem Auto oder dem Zug durchrasen, sind um 5000 v. Chr. zwischen Dänemark und Spanien von unendlichen Wäldern bedeckt. Mittendrin liegen, wie kleine Inseln, menschliche Siedlungen. Die einfachen, gemeinschaftlich bewohnten Häuser sind umgeben von zahlreichen Ackerflächen und umzäunten Gärten – kultiviertem Land, das man der Erde durch Brandrodung und mühevolle Handarbeit abgerungen hat. Aus damaliger Sicht und aus der Sicht vieler Naturvölker auch heute noch, ist diese Erde nicht einfach eine neutrale Größe. Sie ist beseelt wie alle Natur, sie ist eine Göttin. In den griechischen Mythen klingt sie noch heute an: die Erinnerung an Gaia, die Große Erdgöttin, mit der sich der Himmel unaufhörlich vereint, damit sie stets neue Geschöpfe hervorbringt. Indem nun der Bauer die Erde bearbeitet, verletzt er ihre Wesen. Er erzwingt von der Großen Erdgöttin ein Opfer, das gesühnt werden muss. So entsteht, zeitgleich mit der Kultivierung des Landes, eine religiöse Vorstellung, ein Kult, der auf der Sühne, der Wiedergutmachung beruht. Das lateinische Wort »cultura« bedeutet beides: bebauen und pflegen beziehungsweise verehren und huldigen. Das Land teilt sich nun in zwei Bereiche: den bezwungenen und kultivierten Raum einerseits und den ursprünglichen Raum andererseits, denjenigen, der noch der Gottheit gehört. Wirksam wird diese Teilung an der Grenze

Schamanen heilen
mittels Zauber und Magie

Der Schamanismus ist die religiöse Entwicklungsstufe der Menschen während der Steinzeit, lange vor dem Vielgottglauben. Weise Männer und Frauen stellten für ihren Stamm den Kontakt zur jenseitigen Welt her. Sie schickten ihre Seele auf die Reise dorthin und aus diesem Seelenflug hat sich später die Vorstellung von fliegenden Hexen entwickelt. Die Schamanen beherrschten magische Praktiken, die sie, unterstützt von Hilfstieren, zum Wohl des Stammes und gegen Feinde einsetzten – hierauf fußte im Mittelalter der Glaube an die zauberische Verwandlung in ein Tier und an den Schadenszauber.

zwischen den beiden Bereichen: am Zaun oder der Hecke, welche den Garten umgibt. Anders als der Acker ist nämlich der Garten oder das Hausland, in dem die Frauen die edleren Pflanzen – die Gemüse, Heil- und Würzkräuter – anbauen, durch eine Umfriedung geschützt. Und auch der heilige Hain, die religiöse Kultstätte im Wald, ist durch einen Bannkreis vom profanen Bereich abgegrenzt, den man sich ebenso als Hecke oder Zaun denken kann. Weil die heidnischen Religionen weibliche Gottheiten ebenso kennen wie männliche, gibt es auch in diesem Bannkreis Frauen: Priesterinnen, Hüterinnen des heiligen Hains.

Der Zaun oder die Hecke bildet also die Grenze zwischen dem vertrauten, kultivierten Bereich und jenem numinosen, von der Gottheit und den Geistern bewohnten Raum. Im Schutz der Hecke aber, auf der Grenze zwischen den beiden Bereichen, wachsen die Pflanzen mit den besonderen Kräften: die verjüngenden, heilenden, beruhigenden und aphrodisischen Kräuter. Die Frauen, die Hüterinnen des Gartens und des Hauses, sind es, die sich mit diesen Kräutern am besten auskennen, vor allem die älteren Frauen, welche die Geheimnisse des Werdens und Vergehens schon selbst erfahren haben. Erklärt sich hierdurch vielleicht gar der Begriff der Hexe, der später so manchen kräuterkundigen Frauen zum Verhängnis werden wird? Manche Forscher meinen das. Sie verweisen dafür auf die Herkunft des Wortes »Hexe«.

IM HAUSLAND KULTIVIERT

Zaun und Hecke sind das **natürliche Refugium** der Heilkräuter. Hier wachsen und gedeihen sie zunächst wild, werden aber von den **Frauen**, die die Gärten bestellen und die religiösen Kultstätten hüten, **gesammelt** und später auch **kultiviert**.

Magische Gehölze

verbinden mit der jenseitigen Welt

Die typischen Heckengehölze besaßen zu früherer Zeit Magie: Der Hasel wurde beispielsweise ein starker Einfluss auf das Wetter zugeschrieben. Zugleich war sie ein Symbol des Heilens und der Wollust und dazu ein freundlicher Vermittler ins Jenseits: Tote wurden auf Haselzweige gebettet und Gräber damit besteckt. Die lichte Birke wiederum war Sitz der jungfräulichen Göttin, mit ihren Zweigen wurde im Frühjahr die weibliche Fruchtbarkeit beschworen – der bei uns verbreitete Maibaum ist bis heute eine Birke. Unheimlich erscheint die Erle. Die helle Birkengöttin verwandelte sich hier in Erlkönigs Tochter, in die Göttin des Todes. In christlicher Zeit wird die Erle der Hexenbaum.

Die heilkundige Heckensitzerin

Der Begriff »Hexe« leitet sich vom althochdeutschen »hagazussa« ab, das bedeutet »Zaunreiterin, Heckensitzerin«. Der »hag« ist das Gehege, der Zaun. Es könnte also sein, dass mit »hagazussa« heilkundige Frauen gemeint sind, die im Bereich der Hecke ihre Kräuter hegen und sammeln.

Die zweite Hälfte des Wortes »hagazussa« verweist jedoch auf den Begriff »dise/tysja«, das heißt Geist oder Elfe. Die mehrheitliche Meinung in der Wissenschaft geht deshalb dahin, dass mit den Zaunreiterinnen ursprünglich nicht weise Frauen gemeint sind, sondern Geister, von denen man glaubt, dass sie an den Grenzorten, in den Hecken und Zäunen, sitzen. Diese Geister sind einerseits Angehörige jener numinosen Welt des Waldes und der alten Kultorte im Wald. Andererseits halten sie sich nahe der Menschenwelt auf, so dass man ihren Einfluss zu spüren meint, ihn fürchtet und zu beeinflussen sucht. Diese magische Vorstellung, auf das eigene Leben und das der anderen Einfluss nehmen zu können, wird später im Hexenglauben wieder wirksam.

MODERNE GEISTERBESCHWÖRUNG

Die christliche Kirche duldete lange Zeit auch Praktiken heidnischer Geisterbeschwörung. In manchen **Silvester- und Fastnachtsbräuchen** haben sich Elemente davon bis heute gehalten.

In Gestalt der heidnischen Geister lebt der vorchristliche Glaube schließlich sogar bis in die Gegenwart fort: Als das Christentum in Europa Fuß fasst und die Oberhand gewinnt, werden die vielen heidnischen Gottheiten, die den Himmel und die Erde bevölkern, als Geister in den Untergrund abgedrängt und fortan im Aberglauben beschworen.

Während aber die Frauen in den heidnischen Kulten, den weiblichen Gottheiten entsprechend, auch priesterliche und prophetische Funktionen wahrgenommen haben – man denke nur an das griechische Delphi –, rücken sie im Christentum in den Hintergrund und machen einem ausschließlich männlichen Priestertum Platz. Die Hüterinnen des heiligen Hains werden zu untergeordneten Dienerinnen der Kirche – und die Erinnerung an ihre einstige Funktion wird unbehaglich. Hier lässt sich tatsächlich eine Verbindungslinie zum Hexenglauben ziehen: Der Vorwurf der Hexerei, der im späten Mittelalter gegen manche Frauen erhoben wird, speist sich auch aus dieser unbehaglichen Erinnerung an das alte priesterliche Wissen und Wirken der Frauen.

Klösterliche Heilkunde

Das alte priesterliche Wissen umfasst auch die Heilkunde. Denn bevor die Medizin beginnt, sich für die Vorgänge im menschlichen Körper zu interessieren, gilt Krankheit fast durchweg als Ausdruck dämonischer Besessenheit – das ist das im Ursprung schamanische Verständnis von Krankheit. Das Wissen um die Heilkraft der Kräuter stellt deshalb immer auch ein religiöses Wissen dar. Für den, der mit der Gottheit umzugehen weiß, sind die Kräuter deren Geschenke – ihrer Wirkung haftet etwas Numinoses, etwas Geheimnisvolles an.

VERSTÄNDNISWANDEL

Während **Schamanen** Krankheit noch als Ausdruck für dämonische **Besessenheit** werten, wendet sich die **vorchristliche Medizin** erstmals dem **Körperinneren** zu, um die Ursache für Krankheiten zu ergründen.

Die Kräuterheilkunde beginnt, wie bereits eingangs geschildert, in der Jungsteinzeit, mit der Sesshaftwerdung der Menschen. Sie wird lange mündlich, später dann auch schriftlich überliefert. Um das Jahr 3700 v. Chr. entsteht in China das erste erhaltene Werk über Kräuterheilkunde. Eineinhalb Jahrtausende später halten die Sumerer im heutigen Irak Pflanzenlisten auf Tontafeln fest. Und im 16. Jh. v. Chr. entsteht der ägyptische »Papyrus Ebers«, der viele Hundert Anwendungen von Kräutern aufführt – zur Vorbeugung und zur Heilung. Im Nilland lebt tausend Jahre zuvor auch die erste nachgewiesene Ärztin, Merit Ptah.

Medizin als Erfahrungswissenschaft

Um die Mitte des ersten vorchristlichen Jahrtausends wendet sich die Medizin dann dem Körper des Menschen zu, erklärt die Krankheit aus dessen Innerem. Das ist der Beginn der Medizin als Erfahrungswissenschaft. Aber die Kräuterheilkunde behält trotz des Verständniswandels weiter ihre Bedeutung.

Für den Urvater aller Ärzte, Hippokrates von Kos (um 460 bis etwa 375 v. Chr.), gehören die Kräuter zu den besten Mitteln, um im Körper des Kranken das

Maria im Paradiesgarten

Bilder der Unschuld

Mit der Christianisierung wurde die Pflanzenwelt umgedeutet. Nun galt es, in der Schöpfung Symbole für den Glauben zu finden, besonders für die Gottesmutter Maria. So wurde ihr die weiße Lilie als Bild der Unschuld zugeordnet, ebenso das Maiglöckchen, einst Blume der germanischen Frühlingsgöttin Ostara. Von der Glaubensstärke Marias erzählte die Rose, die mitten unter Dornen erblüht. Der Garten aber ist nun so dicht verschlossen wie die bewahrte Unschuld, er ist oftmals von einer Mauer umgeben. Viele mittelalterliche Bilder zeigen Maria in solch einem »Rosenhag« oder Paradiesgärtlein.

Gleichgewicht der vier Körpersäfte wiederherzustellen. Auch bei den Griechen gab es übrigens neben vielen Männern auch weibliche Heilkundige, etwa Helena die Schöne, die um 200 v. Chr. lebt, und etliche Priesterinnen, wie die weissagenden Pythias in Delphi.
Das Heilwissen der Griechen wird im ersten nachchristlichen Jahrtausend vor allem von arabischen Medizinern weitergegeben und fortentwickelt. Auf diesem Umweg gelangt es später, ab dem 13. Jahrhundert nach Mitteleuropa. Hier ist Jahrhunderte zuvor, nach dem Untergang des römischen Reiches, fast die gesamte antike Kultur untergegangen, mitsamt Gartenbau und Heilkunde. Aufbauarbeit leisten als Erste die Mönche und Nonnen des im 6. Jahrhundert im italienischen Monte Cassino gegründeten Benediktinerordens. Sie sammeln die Reste des alten Wissens und versuchen neue Kenntnisse zu erwerben. Karl der Große fördert um 800 n. Chr. die Neuansiedlung und Verbreitung der Klöster, erklärt die Klostergärten zum Vorbild und unterstützt die Weitergabe der Klosterheilkunde im Volk.

RENAISSANCE DES WISSENS

Mit dem **Untergang des römischen Reiches** fehlt in Mitteleuropa auch die Kultur des Gartenbaus und Heilkunde. **Reste alten Wissens** werden ab dem 6.Jahrhundert **von Mönchen und Nonnen gesammelt** und systematisch ausgebaut.

Wiedergeburt der Klostergärten

Zu den Klostergärten aber, deren Ideal um das Jahr 825 im berühmten Klosterplan von St. Gallen aufgezeichnet wird, gehört auch ein Herbularius, ein Kräutergarten mit 16 einheimischen Heil- und Würzmitteln. Er liegt meist neben der Krankenstation, wo die Kräuter in einer Art Apotheke zu Arzneien verarbeitet werden. So verbreitet sich nun im frühen Mittelalter diesseits der Alpen die Kräuterheilkunde wieder. Man kann sich vorstellen, wie die Bäuerinnen überall im Land, von den Erfolgen der klösterlichen Heilkunst angeregt, selbst beginnen, Kräuter zu pflanzen und deren heilende Wirkung einzusetzen. Hier mischt sich uraltes vorchristliches Wissen mithinein, verbindet sich die christliche Prägung der klösterlichen Heilkunde mit den zum Aberglauben herabgesunkenen Resten des heidnischen Glaubens.

Das Wissen der Frauen

Angesichts der Klöster, in denen auch Mönche das heilkundliche Wissen pflegen und in immer neuen Handschriften mühsam vervielfältigen, lässt sich für das Mittelalter nicht gut von einer ausschließlich weiblichen Kräuterheilkunde sprechen. Doch außerhalb der Klostermauern sind es tatsächlich vor allem die Frauen, die sich diesem Wissen widmen. Als Mütter und Großmütter, Hebammen und weise Frauen setzen sie es ein und helfen damit sich und anderen. Der Begriff der Hexe darf auf diese Frauen nicht angewendet werden – er taucht erst sehr viel später wieder auf.

Berühmte Kräuterfrauen der Geschichte

Zwei Gestalten der Kirchengeschichte zeigen beispielhaft, wie segensreich Frauen wirken können, wenn sie ihr Wissen um die Natur mit scharfem Verstand und einer guten Intuition verbinden: Auf dem Rupertsberg bei Bingen verfasst die weise Äbtissin Hildegard (1098–1175) ihre Schriften »Physica« und »Causae et curae«. In ihnen beschreibt sie unter anderem, gestützt auf die Viersäftelehre des Hippokrates, die Prinzipien der so genannten leib-seelischen Gesundheit und – allein in 200 Kapiteln – die heilsame Wirkung der Pflanzen. Hildegard gilt als »erste deutsche Ärztin«. Sie interpretiert Krankheit als Unausgewogenheit der vier Körpersäfte und zugleich als Folge des Sündenfalls, der die Harmonie der Schöpfung durcheinander gebracht hat. Durch eine geänderte Lebensführung und durch die Hinwendung zu Gott kann der Mensch an Leib und Seele gesund werden.

Etwa um dieselbe Zeit lehrt im italienischen Salerno die Ärztin Trota oder Trotula an der dortigen Medizinschule, die ausgehend vom benachbarten Kloster Monte Cassino entstanden ist. Ihr wichtigstes Werk, »Passionibus Mulierum Curandorum«, handelt von Frauenkrankheiten. Das zweite, »Ornatu Mulierum«, befasst sich mit Kosmetik. Trotulas Erkenntnisse lesen sich erstaunlich modern. Die Ärztin aus Salerno warnt vor Stress und Unruhe, empfiehlt – wie Hildegard – eine gemäßigte Lebensführung und gibt Ratschläge zur Verhütung oder Herbeiführung von Schwangerschaften und zur richtigen Behandlung

Pflanzen helfen
auch der bedrängten Seele

Als echtes Kind ihrer Zeit stellte Hildegard von Bingen die Existenz von Geistern nicht in Frage. Sie verknüpfte deren Wirken mit den Zuständen der menschlichen Seele und erklärte, welche Pflanzen vor den Geistern schützen – zum Beispiel der Farn: »Der Farn ist sehr warm und trocken ... er enthält viel Kraft, und zwar solche Kraft, dass der Teufel ihn meidet ... Aber auch den Menschen, der ihn bei sich trägt, meiden Magie und Zauberei der Dämonen sowie teuflische Worte und andere Trugbilder« (Physica Kap. 1–47).

Neugeborener. Ihre Werke bleiben Jahrhunderte lang gültig und fließen in das Volkswissen ein. Allerdings werden sie auch oft kopiert und dabei verfälscht oder später unter männlichen Namen herausgegeben.
Ohnehin ist die Medizin, mit Ausnahme von Salerno, als universitäre Wissenschaft den Männern vorbehalten. Studierte Männer heilen die Bessergestellten in den Städten und verfassen Enzyklopädien zur Kräuterheilkunde, die im Hoch- und Spätmittelalter auch ins Deutsche übertragen werden. Einfache Bader und Quacksalber sind unterdessen im Volk unterwegs und preisen ihre Künste an.
Doch daneben gibt es die große, namenlose Menge der weisen Frauen, die das Kräuterwissen in ihrem Lebensumfeld anwenden. Von der Mutter oder Großmutter lernen sie es, an ihre Töchter und Enkelinnen geben sie es weiter. Sie wissen, wie man Beschwerden lindert, wie man Jugend und Schönheit stärkt und die Liebeskraft entfacht. Sie stehen – ein Tabu für Männer – als Hebammen den Frauen in der Nachbarschaft bei der Niederkunft bei und wissen andererseits auch, wie man eine ungewollte Schwangerschaft verhütet oder abbricht. Der weibliche Körper ist ihnen vertraut, und durch die tägliche Erfahrung wächst ihr Wissensschatz von Generation zu Generation.

Dunkle Zeit der Hexenverfolgung

Ab dem 13. Jahrhundert wird das Gleichgewicht in Europa mehrfach empfindlich erschüttert. Als Reaktion auf die Sekten der Katharer und Albigenser hat sich das kirchliche Gericht der Inquisition entwickelt. Es wird vor allem von Dominikanern betrieben.
Als zusätzlich eine klimatische Veränderung, die »Kleine Eiszeit«, Jahrhunderte lang schlechte Ernten in Folge verursacht, als Seuchen und der Dreißigjährige Krieg die Menschen in Angst und Schrecken versetzen, wird nach Schuldigen gesucht. Die Kirche, die bislang die abergläubischen Rituale geduldet hat, rückt diese nun ins Blickfeld, und die Inquisition verlagert ihren Schwerpunkt vom Ketzertum auf die Zauberei. Die alten heidnischen Zauberpraktiken, die zuvor hinter dem Rücken der Kirche gern genutzt wurden, verbinden sich in der Vorstellung der Menschen nun mit dem Bösen schlechthin, mit dem Teufel.

IM VISIER DER INQUISITION
In den Zeiten der Hexenverfolgung wird die **Kräuterheilkunde** nicht selten als **Geheimwissen** argwöhnisch betrachtet und als Instrument des Schadenszaubers abgetan.

Erst jetzt entsteht der uns bekannte Begriff einer Hexe. Um die Wende zur Neuzeit greift in ganz Mitteleuropa eine Massenhysterie um sich. Unter der Folter gibt sich so manches Opfer, irrsinnig vor Schmerz, als Hexe aus, in der Hoffnung, damit der Qual ein Ende zu machen – was wiederum neue Verhaftungswellen auslöst. Einige Zehntausend Menschen, so schätzt man heute, kommen während der Hexenverfolgung um, in der Mehrzahl Frauen, die wegen ihrer Rechtlosigkeit in der Gesellschaft stärker angreifbar sind.

Die Kräuterheilkunde wird in diesem Zusammenhang nicht selten zum beargwöhnten Geheimwissen, zum Instrument des Schadenszaubers. Es stimmt jedoch nicht, dass, wie manchmal behauptet, während jener dunklen Jahrhunderte hauptsächlich Hebammen und Kräuterfrauen der Hexenverfolgung zum Opfer gefallen sind. Weitaus öfter wurden missliebige, weil erfolgreiche Bürger denunziert, weil neidische Nachbarn an ihren Besitz gelangen wollten. Weise alte Frauen, die zudem meistens arm waren, gerieten eher selten ins engere Blickfeld der Verfolger.

Kräuterfrauen der Moderne

Die Aufklärung beendet schließlich jenes finstere Kapitel. Doch erst 1782 wird in der Schweiz mit Anna Göldin die letzte Frau als Hexe hingerichtet. Zu jener Zeit hat sich der Blick auf die Natur längst verändert – im Gefolge von Philosophen wie René Descartes sieht man sie nicht länger als beseelt an, sondern als tote Masse, als Objekt zu unserem Gebrauch und unserer Verfügung. Der Mensch wird einsam inmitten der Natur, er ist die letzte lebendige Seele in einer entseelten Landschaft. Die Schulmedizin erobert die Heilkünste.

Und doch finden sich Orte, an denen das Wissen um die Heilkraft aus der Natur weiter blüht: die Klosterapotheken. Manche versorgen nicht nur eigene Ordensleute, sondern die Menschen in der Umgebung gleich mit. Sie stellen nicht nur Salben und andere Heilmittel her, sondern auch Destillate. In einigen Frauenklöstern bildet sich nun in Gestalt pharmakologisch gebildeter Nonnen die moderne Spielart der Kräuterfrau heraus. Sie ist zugleich eine Vorreiterin, was

Sanfte Medizin
Homöopathie und Bachblüten

Ein Zeitgenosse der Klosterschwester Maria Clementine Martin ist Samuel Hahnemann (1755–1843), der Begründer der klassischen Homöopathie. Er entdeckt, dass sich Krankheiten mit unendlich verdünnten und dynamisierten (potenzierten) Gaben derjenigen Substanz heilen lassen, die bei Gesunden die jeweiligen Krankheitssymptome auslösen würde. Die heilenden Substanzen gewinnt Hahnemann vor allem aus Pflanzen. Darin tut es ihm später der englische Edward Bach (1886–1936) gleich, der Heilmittel aus Blütenessenzen entwickelt.

weibliche Berufstätigkeit betrifft. Der Orden der Elisabethinerinnen in München etwa: Mitte des 18. Jahrhunderts sind hier drei Nonnen in der Heilkunde tätig: eine Apothekerin und zwei Gehilfinnen.
Die berühmteste Nonne ihrer Zeit ist Maria Clementine Martin (1775–1843). In der Coesfelder Klosterapotheke setzt sie allen Ehrgeiz darin, alte Rezepte zu verbessern und neue zu erfinden. Schon bald schickt ihr Orden sie zu benachbarten Klöstern, um dort Kranken zu helfen. Als die Säkularisation im Jahr 1803 zur Schließung der Klöster führt, behauptet sich Maria Clementine Martin auch jenseits der Klostermauern. In Waterloo pflegt sie 1815 aufopferungsvoll Verwundete und erhält dafür eine lebenslange königliche Rente. 1825 lässt sie sich in Köln nieder, pflegt Kranke, betreut Arme, entwickelt eigene Naturarzneien und gründet damit ein Unternehmen. Als sie 1843 stirbt, hat sie ihren Produkten – ein genialer Schachzug – das preußische Wappen gesichert.
Im 20. Jahrhundert dann ist es die Sehnsucht nach der Natur, nach dem Unverfälschten, welche erneut den Blick auf die Heilkraft der Pflanzen lenkt. Gesundheit bedeutet jetzt auch Vorbeugung, mit naturbelassenen Nahrungsmitteln und sanften Arzneien. Eine bekannte Kräuterfrau ist Maria Treben (1907–1991). Sie verbindet das Wissen um die Heilkraft der Pflanzen mit einem starken Glauben. Darin ist sie von Pfarrer Sebastian Kneipp inspiriert, der die Heilkraft des Wassers populär gemacht hat. Die Natur ist für sie die »Apotheke Gottes«.

RENAISSANCE DER KRÄUTER

Im **20. Jahrhundert** ist es der Wunsch nach dem unverfälscht Natürlichen, was den Blick erneut auf die Heilkraft der Pflanzen lenkt. Die sanfte **Kräutermedizin** erobert sich einen festen Platz unter den **modernen Behandlungsmethoden**.

Kräutermedizin hat Zukunft

Der Gang durch die Epoche der Kräuterheilkunde hat gezeigt: Wer sich heute mit der Heilkraft der Pflanzen beschäftigt, der steht in einer langen Tradition. Sie reicht von den Schamanen der Jungsteinzeit über die weisen Frauen des Mittelalters bis zu den Lehrerinnen und Lehrern der sanften Medizin in der Neuzeit. Sie beinhaltet unendliches Wissen und lehrt einen wachen Blick für die Zusammenhänge von Leib und Seele, von Mensch und Natur. Wer sich auf sie einlässt, wird immer neue Entdeckungen machen.

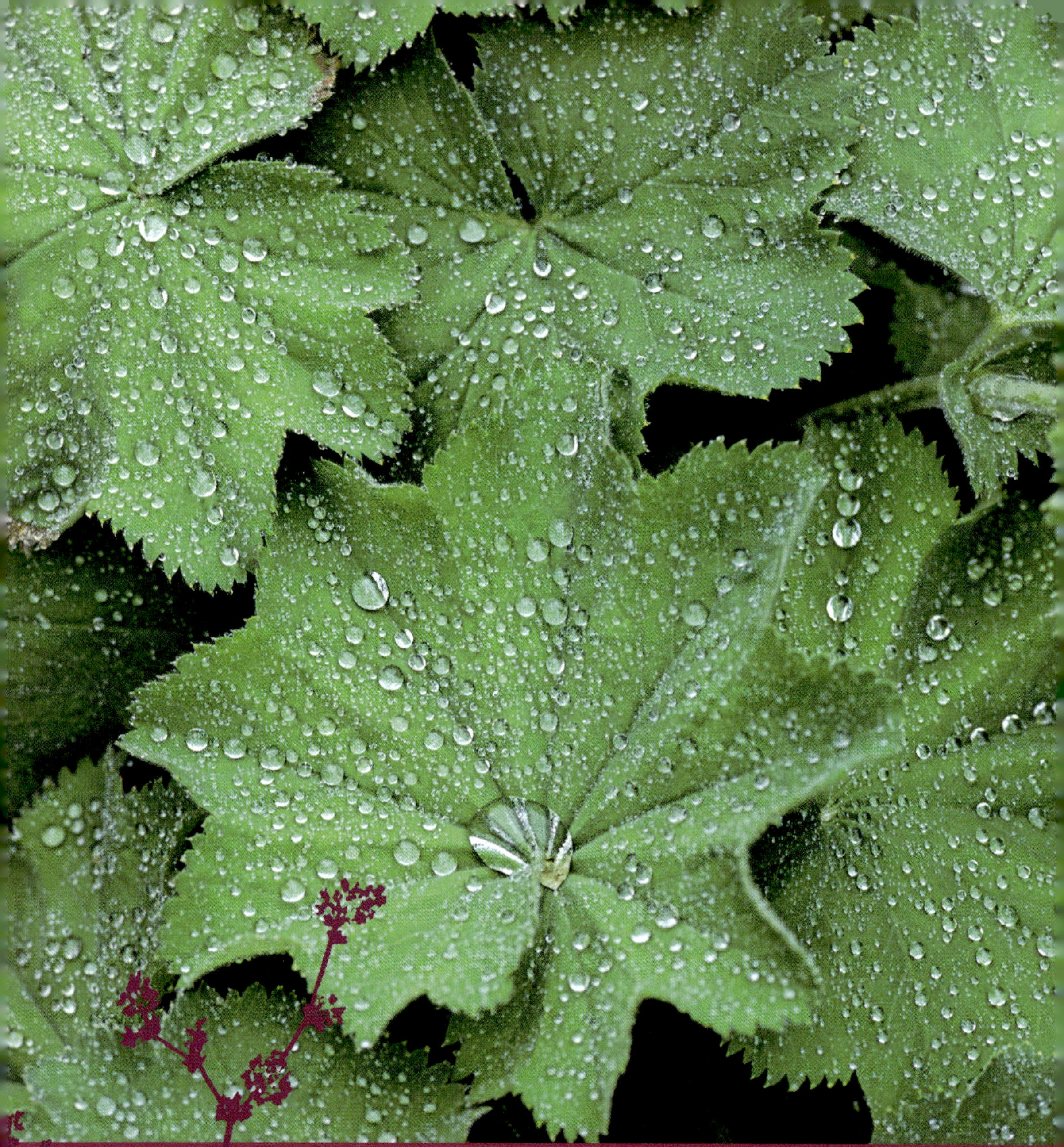

FRAUENMANTEL
und Zaubernuss

Die 30 besten Frauenkräuter für natürliche Gesundheit

Graben Sie Kräuterrezepte ihrer Großmutter aus – oder uralte Kenntnisse über die heilkräftige Wirkung von Pflanzen, die zum Teil bereits vor vielen hundert Jahren von Frauen gesammelt und wie ein Schatz gehütet wurden. Sie erforschten bereits damals die Wirkungen der »Apotheke Gottes« und begründeten damit die Naturmedizin. Noch heute schöpfen wir aus ihren Überlieferungen, die die traditionelle Naturheilkunde mit modernen wissenschaftlichen Analysen kombiniert. Gesundheit aus der Natur hat eine lange Tradition: Lernen Sie hier die besten 30 Frauenkräuter für eine natürliche Gesundheit kennen.

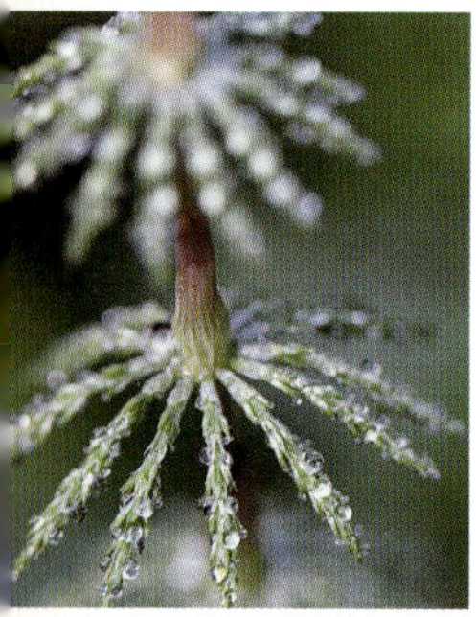

1

Ackerschachtelhalm

Equisetum arvense

Ein vielseitiger Helfer aus der Urzeit

Im antiken Rom wurde er als heilendes »Zauberkraut« verehrt. Heute wird er in Gärten und auf Feldern als lästiges Unkraut bekämpft. Moderne Kräuterhexen wissen jedoch um seine heilenden und kosmetischen Wirkungen.

Kleine Pflanzenkunde

Der zu den farnartigen Gewächsen gehörende Ackerschachtelhalm ist entwicklungsgeschichtlich eine sehr alte Pflanze. Schon vor rund 400 Millionen Jahren wuchsen baumgroße Schachtelhalme auf der Erde und bildeten zusammen mit ebenso großen Farnen und Moosen riesige Wälder. Heute sind eine Vielzahl von Schachtelhalmarten auf der ganzen nördlichen Erdhalbkugel heimisch – darunter so hilfreiche wie der Ackerschachtelhalm, aber auch giftige wie der Sumpfschachtelhalm. Wer also keine guten botanischen Kenntnisse besitzt, sollte sich diese Pflanze beim Fachmann (z. B. Apotheke) besorgen und nicht selbst sammeln.

In Gärten und auf Feldern ist der Ackerschachtelhalm wenig beliebt und gilt als lästiges Unkraut. Das liegt an seinen bis zu zwei Meter langen Wurzeln, mit denen er sich tief in die Erde eingräbt und deshalb kaum zu vernichten ist.

Zinnkraut zum Putzen

Ihren offiziellen Namen hat die Pflanze von ihrer eigenartigen urzeitlichen Form: Einzelne Glieder sind locker zu einem hohlen Halm zusammen gesteckt bzw. ineinander geschachtelt. Sie trägt auch keine Blüten sondern vermehrt sich durch Sporen, die an den gelblichen Frühlingstrieben sind. Diese verschwinden, sobald sie ihre Aufgabe der Fortpflanzung erledigt haben und machen

Heilkräftige Wirkstoffe

Als Heilkraut kommen nur die grünen **Sommerstängel** des Ackerschachtelhalms zur Anwendung. Sie werden frisch oder getrocknet verwendet.
Neben dem hohen Anteil an **Kieselsäure** sind im Ackerschachtelhalm **Flavonoide, Kaliumsalze** und andere **mineralische Bestandteile** wirksam. In vielen Blasen-, Nieren- und Rheumatees ist Ackerschachtelhalm enthalten. Auch in zahlreichen Produkten der Naturkosmetik sind die Pflanzenextrakte nicht wegzudenken, denn vor allem die Kieselsäure strafft die Haut und stärkt Haare und Nägel.

Platz für die grünen Sommerstängel, der eigentlichen Heilpflanze.
Den botanischen Namen »Equisetum arvense« bekam der Ackerschachtelhalm erst in der Römerzeit. Er taucht zum ersten Mal in den Schriften des römischen Historikers Plinius auf und bedeutet so viel wie »Pferdeborste« oder »Pferdeschwanz«, weil sich die harten, kahlen Stängel wie steifes Rosshaar anfühlen.
Im Mittelalter haben Frauen ihr Zinngeschirr mit Ackerschachtelhalmen blank gerieben. Daher heißt die Pflanze auch »Zinnkraut«, »Zinngras« oder »Scheuergras«. Wie wir heute wissen, bewirkt der hohe Anteil an Kieselsäure den wunderbaren Putzeffekt.

Historie

Ackerschachtelhalm war in früheren Zeiten jedoch nicht nur als Putzmittel beliebt. Die weisen Frauen wussten um die blutstillenden und wundheilenden Kräfte der Pflanze. Von den Frauen im antiken Griechenland ist überliefert, dass sie mit einem Aufguss von Ackerschachtelhalm eine zu starke Menstruation behandelt haben. Antike Römerinnen waren sogar überzeugt, dass sie die Pflanze nur in der Hand zu halten brauchten, um jedwede Blutung zu stillen.
Zur Blütezeit der Klostermedizin wurden mit Ackerschachtelhalm-Aufgüssen auch Frostbeulen, Hautekzeme, Krampfadern und Wassersucht behandelt.
Im 18. Jahrhundert, am Hofe von Preußenkönig Friedrich II trank man heißen Tee aus Ackerschachtelhalm gegen Blasen- und Nierenleiden.
Immer wieder geriet der Ackerschachtelhalm als Heilpflanze in Vergessenheit. Hildegard von Bingen hielt ihn etwa für unbrauchbar. Um 1900 herum wird er als Heilmittel gegen Tuberkulose und viele Hautleiden wiederentdeckt.
Wenige Jahrzehnte später kommt er wieder aus der Mode – inzwischen waren Penicillin und andere »chemische« Heilmittel entdeckt worden.

Anwendung heute

■ **Gesundheit:** Bei entzündlichen Erkrankungen der Harnwege (siehe Seite 74 f.) hilft eine Durchspülungstherapie mit Ackerschachtelhalm. Eine Trinkkur eignet sich insbesondere auch zur Vorbeugung gegen Nierengrieß.
Äußerlich wird Ackerschachtelhalm als Badezusatz oder auch als Umschlag angewandt. Das hilft vor allem bei schlecht heilenden Wunden (siehe Seite 97).

Achtung: Bei Herzschwäche oder Nierenfunktionsstörungen wird von einer Durchspülungstherapie abgeraten, um die Organe nicht zu überlasten.

■ **Schönheit:** Vollbäder, Dampfbäder und Kompressen mit Aufgüssen aus Ackerschachtelhalm klären unreine Haut, helfen Pickel zum Verschwinden zu bringen und regulieren behutsam den Fettgehalt in der Haut (siehe Seite 86 und 117).

Tipp: Weil Ackerschachtelhalm nicht besonders schmeckt, sollte man ihn zur innerlichen Anwendung mit anderen, wohlschmeckenden Kräutern mischen.

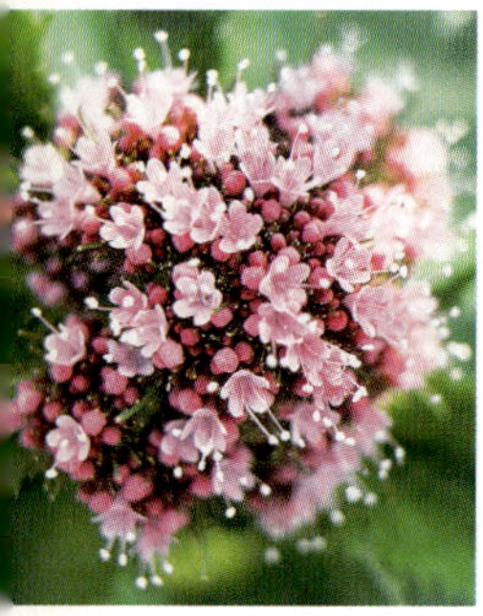

Baldrian

Valeriana officinalis

Ein altes Zauberkraut für Frauen

Schon alte Kulturen kannten das Heilmittel als »Augenkraut«, »Stinkwurz« oder »Hexenkraut«. Heute wird Baldrian als eines der wirksamsten und verträglichsten Mittel bei nervöser Unruhe und Schlafstörungen geschätzt.

Kleine Pflanzenkunde

Der weiß und rosa blühende Strauch ist in ganz Europa, in Asien und im nordöstlichen Amerika heimisch. Baldrian wächst in Gärten und an Waldrändern, bevorzugt aber auf feuchten Wiesen oder in Uferdickichten. Weltweit gibt es rund 250 Arten. Für medizinische Zwecke sollte allerdings nur die europäische Variante, der »Echte Baldrian« verwendet werden, weil in anderen Arten schädliche Stoffe enthalten sein können. In England, Belgien, Deutschland und Osteuropa gibt es Kulturen für die Arzneimittelherstellung. Sie müssen vor Katzen geschützt werden, da die Tiere vom Aroma der Wurzel stark angezogen werden, diese aus der Erde scharren und fressen. Daher trägt Baldrian auch den Beinamen »Katzenkraut« oder »Katzenwurzel«.

Ein Gott als Namenspatron

Weil Baldrian bei den Germanen so bedeutsam war, glauben manche Experten, dass sich sein Name vom germanischen Lichtgott Baldur ableitet. Sicher ist dies allerdings nicht. Auch bei der Deutung des botanischen Namens »Valeriana« sind sich die Fachleute nicht einig. Möglich wäre, dass er auf eine frühe römische Provinz namens Valeria zurückgeht. Möglich ist aber auch die Ableitung vom lateinischen Begriff »valere«, der »gesund sein« bedeutet.
Heute trägt Baldrian im Volksmund viele Namen: »Stinkbaldes« und »Stinkwurz« gehen auf seinen intensiven Geruch zurück, »Augenwurzel« auf seine frühere Verwendung bei Augenleiden.

Historie

Die Heilkraft von Baldrian war bereits in vielen alten Kulturen bekannt. Bei den chinesischen Heilkundigen ebenso wie bei den alten arabischen oder keltischen. Auch antike Griechinnen und Römerinnen wussten die Wurzel bei Schmerzen in der Brust, schwacher Monatsblutung oder zur Wasserausscheidung anzuwenden. Bereits rund 500 Jahre vor Christus wird er als Arznei gegen Frauenleiden in den Schriften des griechischen Arztes Hippokrates erwähnt.

Allheilmittel auch in der Liebe

Enorm großen Wert besaß Baldrian bei den Germanen. Für sie steckten viele magische Kräfte in Kraut und Wurzel. Zu Sträußen gebunden und über der Haustür aufgehängt, sollte er böse Hexen, Teu-

fel und dunkle Mächte vertreiben. Im Kräuterkissen im Schlafzimmer aufgehängt, sorgte er für guten Schlaf. Trägt ein Jüngling eine Wurzel in der Hosentasche, werden ihm die Mädchen gefällig, so glaubten die Germanen. Frauen hingegen könne er davor bewahren, sich in Lust dem Falschen hinzugeben.
Im Mittelalter wird Baldrian praktisch zum Allheilmittel. Er wird gegen Gelbsucht, Asthma, Blähungen, Kopfschmerzen, Vaginalausfluss, Würmer, Tierbisse, Warzen und schlecht heilende Wunden eingesetzt. Lange Zeit wurde er sogar als besonders wirkungsvoll gegen Pest gehalten. Hildegard von Bingen empfiehlt ihn in ihren Schriften vor allem gegen Gicht und Brustfellentzündung.

Gut für Augen und Nerven

Um 1500 entdecken Ärzte eine positive Wirkung von Baldrian auf die Sehkraft. Er wird von nun an bei allen Augenleiden und Sehstörungen eingesetzt. Erst gegen Ende des 18. Jahrhunderts bekommt die heilkräftige Wurzel auch ihre Bedeutung als Beruhigungs- und schlafförderndes Entspannungsmittel. Wenngleich das Trinken einer Baldrian-Abkochung in der Volksmedizin schon viel früher zur Beruhigung empfohlen wurde – etwa Eheleuten, die sich schlecht vertrugen.

Anwendung heute

- **Gesundheit:** Zur Entspannung und für guten Schlaf hilft die Einnahme von Baldrian als Kapseln, Tabletten, Tinktur, Tropfen, Tee oder Pflanzenpresssaft (siehe Seite 88 f., 91 und 110 ff.). Auch als Badezusatz wirkt Baldrian gut. Studien haben gezeigt, dass man schneller einschlafen kann, nachts seltener aufwacht und der Schlaf erholsamer wird, wenn man Baldrian längere Zeit einnimmt. Und: Baldrian macht weder körperlich noch seelisch abhängig. Im Gegensatz zu chemischen Schlafmitteln hat er auch keine narkotische Wirkung, so dass man am nächsten Tag nicht benommen ist.

In der Erfahrungsheilkunde gilt Baldrian auch bei nervösen Magenkrämpfen oder Reizmagen sowie bei Gereiztheit während der Menstruation als hilfreich.

Tipp: Da Baldrian alleine nicht sehr gut schmeckt, wird er oft mit Hopfen, Passionsblume oder Kräutern kombiniert.

Heilkräftige Wirkstoffe

Medizinisch verwendet wird nur die **Wurzel** des Baldrians, die gesäubert, klein geschnitten und anschließend getrocknet wird.
Ätherische Öle, Pflanzensäuren, Schleim- und Gerbstoffe, Alkaloide sowie **Valerensäuren** wirken krampflösend, entspannen die Muskeln und dämpfen übererregte Nerven.

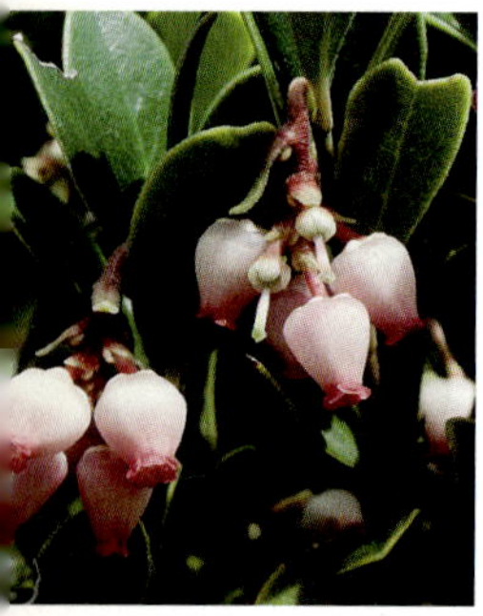

Bärentraube

Arctostaphylos uva-ursi

Die Nordische unter den Heilpflanzen

Das Kräuterwissen um diese anspruchslose Pflanze hat eine lange Reise hinter sich: 600 Jahre hat es gedauert, bis auch im übrigen Europa bekannt war, was Walisische Kräuterfrauen mit Bärentraube erfolgreich behandelten.

Kleine Pflanzenkunde

Der immergrüne Zwergstrauch mit den kleinen weißen Blüten und knallroten Früchten gehört zu den Heidekrautgewächsen (Ericaceae). Bärentraube wächst bevorzugt auf Heide- oder Moorböden auf der ganzen nördlichen Erdkugel bis hinauf nach Skandinavien oder Sibirien. Bei uns ist sie auch in trockenen Kieferwäldern oder im kargen Hochgebirge zu Hause. Übrigens sind die Blätter und Früchte leicht zu verwechseln mit der heimischen Preiselbeere. Interessanterweise helfen beide Pflanzen – Bärentraube und Preiselbeere – bei Blasenleiden. Die eine in Form von Tee aus ihren Blättern, die andere (Preiselbeere) als Saft aus ihren Früchten.

Ein Festmahl für Bären

Ihren Namen verdankt die Bärentraube tatsächlich den Bären, die früher in großer Zahl die nördlichen Länder bevölkert haben. Es heißt, sie wären ganz verrückt nach den Früchten gewesen. Auch der botanische Name gibt diesen Hinweis wieder: »Arctostaphylos« setzt sich aus den griechischen Worten für Bär (arktos) und Traube (staphyle) zusammen, »uva-ursi« stammt aus dem Lateinischen und bedeutet das Gleiche. Im Volksmund heißt die Pflanze auch nach ihren Wuchsorten »Moosbeere« oder »Sandbeere« oder nach ihrer Wirkung »Harnkraut« oder »Bärentee«. Übrigens: Die Pflanze ist bei uns streng geschützt und darf nicht gepflückt werden. Deshalb am besten Fertig-Präparate in der Apotheke kaufen.

Heilkräftige Wirkstoffe

Die pflanzliche Heilkraft der Bärentraube steckt in ihren **Blättern**. Sie werden frisch oder getrocknet in Form von Tee oder als Extrakt eingesetzt.
Hauptwirkstoff der Bärentraube ist das **Arbutin,** das sich im Körper zum antibiotisch wirkenden **Hydrochinon** verwandelt und Bakterien, Pilze und andere Erreger abtöten kann. Am besten wirkt der Stoff, wenn der Urin alkalisch ist. Dies erreicht man durch eine Gemüsediät oder eine Messerspitze Natron.

Historie

Nur im hohen Norden wussten die kräuterkundigen Frauen schon sehr früh von der Heilkraft der Bärentraube. Das ist in einem Kräuterbuch aus dem 12. Jahrhundert aus Wales nachzulesen.
Im übrigen Europa hat es noch 600 Jahre länger gedauert. Denn erst im 18. Jahrhundert wurde die Erkenntnis der Heilkraft von England aus überall hin verbreitet und die Bärentraube wurde zum wichtigsten Arzneimittel bei Blasen- und Nierenleiden. Noch heute gehören die Bärentraubenblätter in der Naturheilkunde zu den bedeutsamsten Mitteln bei Blasenentzündung.
Daneben erkannte man schon früh noch eine andere Qualität: Bärentraubenblätter sind reich an Gerbstoffen. Deshalb wurden sie früher auch zum Färben von Wolle und Leder verwendet.

Anwendung heute

■ **Gesundheit:** Bärentraubenblätter gehören zu den bedeutsamsten Mitteln bei Blasenentzündung (siehe Seite 75). Weil der Bärentraubenblättertee selbst keine harntreibende Wirkung hat, sollten zum Ausspülen zusätzlich entsprechende Tees, z.B. aus Birkenblättern oder Goldrutenkraut getrunken werden.

Achtung: Schwangere, Stillende und Kinder unter 12 Jahren dürfen nicht mit Bärentraube behandelt werden (Gefahr von Leberschäden und vorzeitigen Wehen). Außerdem sollte das Heilmittel nicht länger als eine Woche und höchsten fünf Mal im Jahr ohne ärztlichen Rat angewendet werden. Auch Magenempfindliche müssen aufpassen: Bärentraubenblätter sind reich an Gerbstoffen und können die Magenschleimhäute reizen.

4

Beifuß

Artemisia vulgaris

Der göttliche Helfer

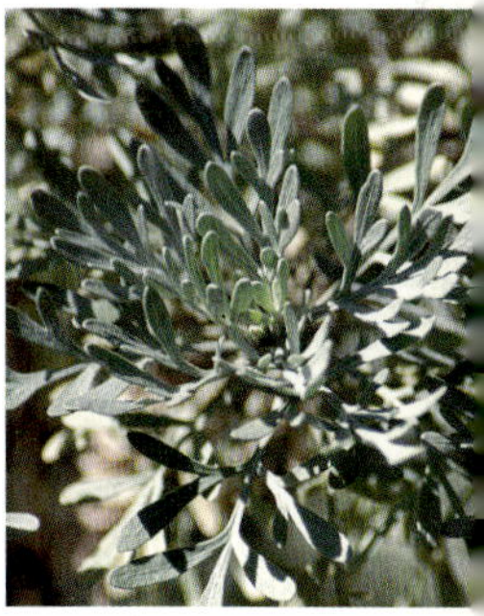

Frauen maßen ihm schon in der Antike große Bedeutung zu: Am Fuß getragen, sollte Beifuß die Soldaten wieder heil nach Hause bringen. Heute spielt Beifuß als Küchenkraut und bei Menstruationsschmerzen eine Rolle.

Kleine Pflanzenkunde

Nur zwei Eigenschaften von Beifuß sind den meisten Menschen bekannt: Er wird gerne als Würzkraut für die Weihnachtsgans verwendet und macht im Sommer als »Pollenschleuder« Heuschnupfenkranken das Leben schwer.
Beifuss gedeiht in ganz Europa, Asien und Nordamerika. Er wächst in Brachland, auf Geröll, in Steinbrüchen, an Flussufern und Wegrändern. Die bis zu

1,5 Meter hohe Pflanze aus der Familie der Korbblütengewächse (Asteraceae, Compositae) hat besonders für Frauen eine lange und großartige Tradition. Das bezeugt schon ihr botanischer Name »Artemisia«. Er kommt von der griechischen Göttin Artemis, die gleichzeitig Göttin der Jagd, des Mondes und der Fruchtbarkeit war. Außerdem galt sie als Beschützerin der Frauen und der Kräuterheilkundigen und war zudem die Schutzherrin der Geburt.

Der deutsche Name »Beifuß« kommt wahrscheinlich vom althochdeutschen Wort »bivoz«, was »schlagen« bedeutet. Vermutlich, weil Beifuß als Gewürz zur Speise geschlagen wurde oder weil es vor Gebrauch zerstoßen werden musste.

Eines der Johanniskräuter

Im Volksmund hat Beifuß viele Namen, die aus seiner traditionellen Verwendung abgeleitet wurden. So ist er wichtiger Bestandteil des Kräuterbuschens, der in vielen ländlichen Gegenden bei der Kräuterweihe an Maria Himmelfahrt (15. August) mit in die Kirche genommen wird. Daher vermutlich der Name »Besenkraut«, wie Beifuß im Volksmund auch genannt wird.

Beim Sonnwendfest (21. Juni) tragen manche Frauen Beifuß am Gürtel oder gleich einen Gürtel, der aus der Pflanze geflochten wurde. Nach alter Überlieferung soll dies reinigende Effekte haben und übers Jahr Kraft spenden. Und natürlich vor Krankheiten der Unterleibsorgane schützen. Oder endlich die ersehnte Schwangerschaft herbeiführen. Oder eine gefürchtete Schwangerschaft verhindern. Denn alle diese Fähigkeiten wurden dem heiligen Frauenkraut zugeschrieben. Die volkstümlichen Namen »Jungfernkraut«, »Johanniskraut« (nicht zu verwechseln mit dem echten Johanniskraut, siehe Seite 44) oder »Sonnwendgürtel« für Beifuß weisen auf diese alten Bräuche hin.

Historie

Seit dem Altertum gehörte Beifuß zu den mächtigsten und heiligsten Zauberkräutern für Frauen. Antike Römerinnen steckten es den Soldaten in die Sandalen, damit sie »heilen Fußes« wieder aus dem

Heilkräftige Wirkstoffe

In der Kräuterheilkunde werden vor allem die **Blätter** sowie die **Triebspitzen** mitsamt den geschlossenen Blütenkörbchen verwendet.

Vor allem die bessere Verdaulichkeit fetter Speisen verdanken wir den in Beifuß enthalten **ätherischen Ölen** mit **Campher** und **Thujon** sowie den **Bitterstoffen,** die ebenfalls reichlich in Beifuß enthalten sind. Diese Stoffe regen die Produktion von körpereigenen Verdauungssäften an, was die Verdauung insgesamt verbessert.

Feldzug zurückkehrten. Auch galt Beifuß zu fast allen Zeiten und in vielen Kulturen als wahres Wunderheilmittel bei Menstruationsbeschwerden, allen anderen Frauenleiden und Beschwerden in den Wechseljahren.
Die Frauen im antiken Griechenland und Rom haben Beifuß verräuchert oder als Opfer dargebracht, wenn ein Kind zur Welt kam. Oder einen Zweig auf den Bauch der Gebärenden gelegt, um die Wehen zu erleichtern.
In der germanischen Mythologie und bei den Druiden der Kelten gehörte Beifuß zu den neun heiligen Kräutern gegen Unheil, Gift und bösen Zauber.
Im Mittelalter wurde mit Beifuß-Räucherungen das ganze Haus vor dem Teufel geschützt. Auch verabreichte man den Frauen Tee aus dem Kraut, um die Geburt ihrer Kinder zu erleichtern.

Anwendung heute

- **Gesundheit:** Medizinisch wird Beifuß als Tee verabreicht. Er wirkt appetitanregend und verdauungsfördernd.

Achtung: Obwohl Beifuß als Geburtshilfekraut eine lange Tradition hat, sollte man in der Schwangerschaft keinen Tee davon trinken. Das könnte möglicherweise zu einer Fehlgeburt führen.

- **Genuss:** Heutzutage wird Beifuß hauptsächlich als Küchenkraut verwendet, mit dem fette Speisen bekömmlicher werden, da die Verdauung angeregt wird.

Tipp: Beifuß schmeckt intensiv und ist leicht bitter, daher vorsichtig dosieren. Am besten kocht man einen Zweig mit und nimmt ihn vor dem Servieren heraus.

Blutwurz

Potentilla erecta

Die Kraftvolle und Mächtige

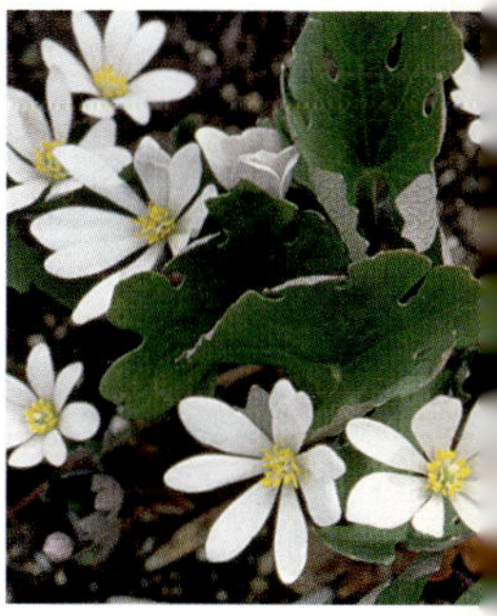

Wer ihre Wurzel beschädigt, weiß sofort, woher die Pflanze ihren Namen hat. Tatsächlich hat ihr roter Pflanzensaft Kräuterkundler schon sehr früh zu der Annahme inspiriert, dass Blutwurz überschießende Körpersäfte stillen kann.

Kleine Pflanzenkunde

Blutwurz wächst in ganz Europa und Asien in gemäßigten Klimazonen, bevorzugt in lichten Wäldern, auf Waldwiesen, Mooren und Bergwiesen. Bevor im Sommer die Blütenstängel aus dem braunen Wurzelstock sprießen, sind seine Blätter bereits wieder verwelkt.
Im Mittelalter gab es ein gewisses Durcheinander, denn es tauchten viele verschiedene Pflanzen mit dem gleichen Namen auf. Eine davon kennen wir heute noch: Potentilla erecta. Ihr botanischer Name

»Potentilla« entstammt dem Lateinischen »potens«, was »mächtig« heißt und sich auf den kräftigen Wuchs der Pflanze bezieht. Ihr Beiname »erecta« (lateinisch »aufrecht«) rührt von der Vielfalt der Blutwurzarten, von denen die meisten nah am Boden dahin kriechen, während Potentilla erecta ihre fingerförmigen Blüten (daher auch der Name »Fingerkraut«) aufrecht bis zu 50 Zentimeter in die Höhe reckt.

Der deutsche Name Blutwurz könnte zwei verschiedene Ursprünge haben: Zum einen die Tatsache, dass aus dem heilsamen Wurzelstock (Rhizom) blutroter Saft austritt, sobald er angeschnitten wird. Zum anderen auch die Blut stillende Wirkung, die schon früh bekannt war.

Historie

Bereits der antike griechische Arzt Hippokrates wies auf die blutstillende Wirkung der Pflanze aus der Gattung der Rosengewächse (Rosaceae) hin.

Vermutlich wussten Frauen schon sehr früh, dass sich mit einer Abkochung aus getrockneter, zerstampfter Wurzel der Potentilla ihre Monatsblutung verringern lässt, wenn sie einmal zu stark ist. Von nordamerikanischen Indianerinnen ist diese Anwendung überliefert. Hildegard von Bingen empfahl Saft aus zerstoßener Blutwurz mit Wein vermischt als Trinkkur bei Darmbeschwerden.

Wichtige Gerbstoffdroge

Im 16. Jahrhundert hat der damals bedeutende Anatom Andreas Vesalius in seinen Schriften festgehalten, dass die Pflanze alle möglichen Blutungen und überschießenden Körpersäfte stillen kann. Erstmals wurde die Wirkung von Blutwurz für Mann und Frau gleichgestellt, und man erkannte, dass die blutstillende Wirkung unabhängig von der Art der Blutung war, also unabhängig davon, ob es aus Nase, Mund, Bauch oder aus einer Wunde blutete.

Im England des 17. Jahrhunderts hat Nicholas Culpeper, einer der berühmtesten Kräuterheilkundigen seiner Zeit, Abkochungen der Wurzel bei Darmproblemen und sogar gegen Syphillis empfohlen. Ihre Heilkraft wurde als sehr mächtig eingeschätzt.

Heilkräftige Wirkstoffe

Die Heilkraft der Blutwurz steckt in der **Wurzel**. Sie wird getrocknet und zu Pulver zerstoßen oder es werden mittels Alkohol Auszüge daraus gewonnen.

Die besonderen Fähigkeiten hat Blutwurz **Gerbstoffen** zu verdanken. Der Wurzelstock enthält 15 bis 20 Prozent davon und damit ist Blutwurz die gerbstoffreichste Pflanze der Kräuterheilkunde. Deshalb wirkt sie stark adstringierend (zusammenziehend), stopfend, bakterienhemmend und blutstillend.

Anwendung heute

■ **Gesundheit:** Blutwurz kommt bei Entzündungen, Blutungen und Schmerzen zum Einsatz und lässt sich als Tee, Tropfen oder Tinktur innerlich und äußerlich anwenden. Es ist in wirkungsvollen Gurgelmitteln gegen Hals-, Mund- oder Zahnfleischentzündungen zu finden. Als Mittel gegen Durchfall ist die Pflanze mittlerweile wissenschaftlich anerkannt. In der Erfahrungsheilkunde wird sie auch bei Dickdarmentzündungen, Reizdarm (siehe Seite 86), Bauchkrämpfen oder Blutungen im Enddarm eingesetzt. In der Frauenheilkunde hilft sie gegen starke Monatsblutungen (siehe Seite 104) oder Gebärmutterblutungen.

Achtung: Bei empfindlichen Menschen kann Blutwurz zu Magenbeschwerden führen. Durchfall, der länger als 3 bis 4 Tage anhält, unbedingt vom Arzt untersuchen und abklären lassen.

Brennnessel

Urtica dioica

Die brennend Heiße

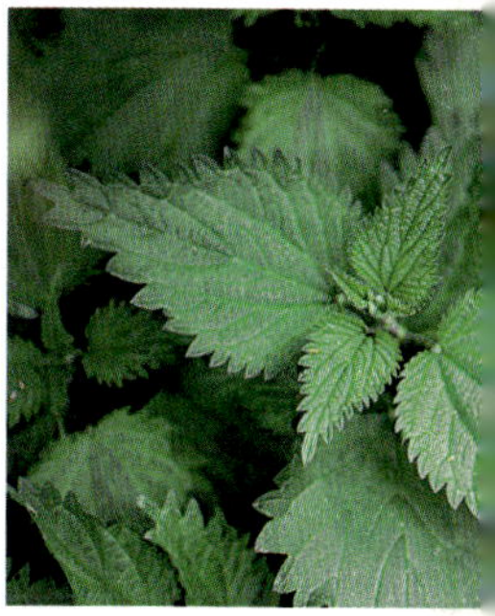

Sie liebt die Menschennähe, als wüsste sie, dass die Menschen sie von jeher gebraucht haben, um Leiden zu lindern. Doch unvorsichtige Berührungen bestraft sie mit brennendem Juckreiz.

Kleine Pflanzenkunde

Obwohl sie heute von den meisten Menschen nur als lästiges Unkraut betrachtet wird, ist die Brennnessel eine Heilpflanze mit uralter Tradition. Sie wächst auf der ganzen Welt, außer in den Tropen. Wo sie einmal mit ihren bis zu 1,5 Meter langen Wurzeln Fuß gefasst hat, vermehrt sie sich sehr rasch und ist kaum mehr auszurotten. Häufig wächst sie in Menschennähe – an Wegen, Zäunen, Schuttplätzen, und in Gräben.

Zwei Varianten werden seit Menschengedenken in der Heilkunde verwendet: Die Kleine Brennnessel (Urica urens), eine einjährige Pflanze, die maximal 45 Zentimeter Höhe erreicht sowie die wichtigere Große Brennnessel »Urica dioica«, die bis 1,5 Meter hoch wird. Ihr botanischer Name »urere« kommt aus dem Lateinischen und bedeutet brennen. Der Zusatz »dioica« bedeutet »zweihäusig« und bezieht sich darauf, dass es männliche und weibliche Pflanzen gibt.

Historie

An der Brennnessel wurde einfach alles genutzt – von Frauen und Männern. Und es hat nie jemanden gestört, das die Berührung ihrer Blätter auf der Haut stark brennen und jucken kann. Im Gegenteil: Gerade das Heiße wussten schon die antiken Römerinnen zu schätzen. Rheuma- und Gichtkranke schlugen mit Brennnessel-Büscheln auf die schmerzenden Gelenke – so lange, bis alles heiß und gut durchblutet war und die Schmerzen nachließen. Diesen Effekt nutzten aber auch Liebepaare, um ihre Glut anzuheizen. Ein Sud aus Samen oder Wurzeln brachte überdies Männer in Liebesdingen in Fahrt. Frauen kochten die Blätter zusammen mit Myrrhe und tranken den Sud, um ihre Menstruation anzuregen. Frisch gepressten Saft gab es hingegen gegen Nasenbluten.

Griechische Frauen der Antike zerstampften die Blätter mit etwas Salz, legten den Brei dann wie ein Pflaster auf frische, entzündete und eitrige Wunden, die anschließend besser heilten. Die jungen Pflanzentriebe als Gemüse galten bereits in der Antike als probates Mittel gegen Drüsenschwellungen, Geschwüre oder Lungenentzündung.

Alte keltische Hexen wussten um die Blut reinigende und entgiftende Wirkung der Brennnessel und verabreichten Tee, den sie aus den Blättern gekocht hatten.

Die weisen Frauen im Mittelalter haben die antiken Indikationen noch um einige erweitert. Sie wussten um deren harntreibende Wirkung, setzten sie auch als Fruchtbarkeitsmittel ein oder verabreichten Brennnesseltee und -tinktur gegen Haarausfall. Nun galt die Brennnessel zugleich gar als Zauberpflanze. Sie konnte Dämonen und böse Geister abwehren. Wer einen Stängel in der Hand oder die Wurzel in der Tasche hatte, dem konnte nichts passieren, so glaubte man.

Anwendung heute

■ **Gesundheit:** Brennnesselkraut und Brennnesselblätter als Tee oder Frischpflanzenpresssaft helfen bei Harnwegsinfekten (siehe Seite 75), sind zur Durchspülung von Blase und Niere geeignet und beugen sogar Nierengrieß vor. Diese Wirkungen sind allgemein wissenschaftlich anerkannt.

Auch in Teemischungen gegen Gallen- und Leberbeschwerden sind häufig

Heilkräftige Wirkstoffe

Die Brennnessel wird auch heute noch mit allen Teilen in der Kräuterkunde eingesetzt: Sowohl die **Wurzel**, als auch die **Blätter** und **Samen** finden Verwendung.

Ein ganzes Bündel hilfreicher Heilstoffe in der Brennnessel sind für ihre entzündungshemmende, entwässernde und Stoffwechsel anregende Wirkungen verantwortlich: **Ungesättigte Fettsäuren**, **Schwefel**, **Gerbsäure**, **Enzyme**, **Chlorophyll**, **Kieselsäure**, **Mineralsalze** wie Kalium und Kalzium, **Vitamine** und **Kaffeolychinasäuren**, die vor allem in der Wurzel zu finden sind.

Brennnesselblätter enthalten. Schließlich haben sie nach wie vor ihren Wert bei der Behandlung rheumatischer Beschwerden oder sogar Gicht.

■ **Schönheit:** Unreine, fettige Haut lässt sich mit Brennnessel wieder klären, Schuppen verschwinden (siehe Seite 117) und sogar für Wimpern und Augenbrauen ist sie ein beliebtes Kosmetikum.

Achtung: Obwohl Brennnessel allgemein gut verträglich ist, können empfindliche Menschen auf Wurzelpräparate Magen-Darm-Beschwerden bekommen. Insgesamt sollte die Tagesdosis von 12 g Blätter oder 6 g Wurzel nicht überschritten werden. Wer unter Ödemen leidet, weil Herz oder Niere krank sind, darf ohne ärztlichen Rat keinen Brennnesseltee zur Entwässerung trinken.

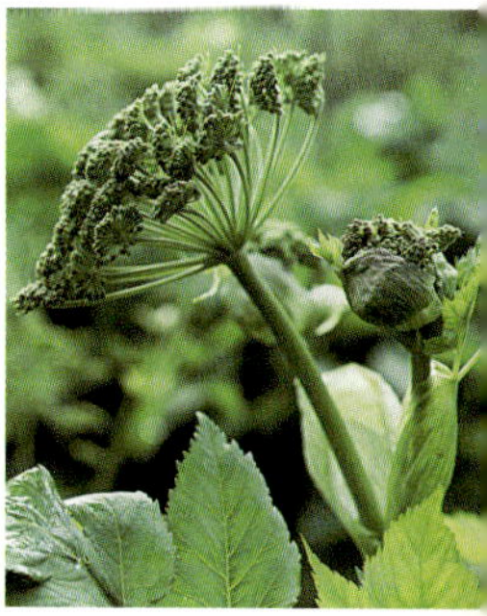

Echte Engelwurz

Angelica archangelica

Die Engelhafte

Im Volksmund heißt sie auch »Brustwurz«, »Giftwürze« oder »Heiligenbitter«. Das lässt auf ihre Heilkraft, aber auch auf ihr starkes Aroma und den bitteren Geschmack schließen.

Kleine Pflanzenkunde

Die Staude aus der Familie der Doldenblütengewächse (Apiaceae) mit den hellgrünen, fiederteiligen Blättern wird bis zu 2,5 Meter hoch. Sie wächst in den nördlichen Zonen in Europa und Asien, bevorzugt auf nassen, nährstoffreichen Böden, etwa an Fluss- und Bachufern. Im Spätsommer (Juni bis August) zeigt sie zarte hellgrüne Blütendolden. Für die Kräuterheilkunde wird sie in der Regel gewerblich kultiviert.
Ihren wissenschaftlichen Namen hat die Pflanze vermutlich von ihrem Wuchs: Der Stängel wächst zwischen zwei einander umschließenden Häuten hoch, was an die christliche Dreieinigkeit erinnert. Der botanische Name soll sich einer Legende nach vom Erzengel Raphael ableiten, dem Engel des Heils (lat. »angelus« heißt »Engel«), der einst die Pflanze persönlich zu den von der Pest bedrängten Menschen gebracht haben soll.

Historie

Antike Autoren haben über die Engelwurz nichts berichtet. Kein Wunder, denn die Pflanze wächst nicht im Mittelmeerraum. So war sie weder den alten Griechen noch den Römern bekannt. Ganz anders in Skandinavien, Island und Grönland. Da kann man bereits in alten Schriften aus dem zehnten Jahrhundert über die Heilkraft des Strauches nachlesen. Vermutlich mit den Wikingern kam die Engelwurz dann nach Mitteleuropa. Im späten Mittelalter war sie in Klostergärten zu Hause und wurde als wichtiges Heilkraut angesehen. Zu Pestzeiten soll sie Ärzte und medizinisches Personal vor Ansteckung geschützt haben. In der mittelalterlichen Volksmedizin galt sie als Gegenmittel bei Vergiftungen mit Tollkirschen oder Alkohol. Mönche und Nonnen mischten sie in Magenbitter und Liköre, denen sie einen ganz eigenen Geschmack gab und wo sie heute noch zu finden ist (z.B. Benediktiner, Karmelitergeist, Chartreuse, Melissengeist).

Vielseitiges Universalmittel

Schon früh galt Engelwurz als Universalmittel gegen vielerlei Erkrankungen. Es sollte die Nerven stärken, den Magen aufräumen, Entzündungen heilen, Darmprobleme zu verschwinden bringen, Blähungen lindern, die Leber anregen und sogar Schimmelpilze vernichten. Aus Norwegen und von den Faröer Inseln ist überliefert, dass die Pflanze bis heute als Gemüse verzehrt wird. Neben ihrer Antipest- und Antigiftwirkung galt sie den Menschen des Mittelaters auch als Hilfe gegen Zauberei und böse Geister. Man konnte an einer in Essig getränkten Wurzel schnuppern, um sich zu schützen. Oder getrocknetes Kraut und Wurzeln trocknen, zerreiben und mit dem Pulver die Kleidung bestäuben. Ob Engelswurz als Frauenmittel eingesetzt wurde, davon ist wenig überliefert. Die Vermutung liegt aber nahe, denn noch heute gilt sie in der Volksmedizin als Mittel bei Menstruationsbeschwerden. Allerdings ist dies nicht das Haupteinsatzgebiet.

Anwendung heute

- **Gesundheit:** Das ätherische Öl der Engelwurz hat nachweislich krampflösende Wirkung. Hauptsächliche Einsatzgebiete der Engelwurz sind Appetitlosigkeit, Magen-Darm-Krämpfe, Völlegefühl und Blähungen (siehe Seite 83 f.).

In der Volksmedizin kommt die Pflanze auch bei Husten und Bronchitis, Menstruationsbeschwerden sowie nervöser Schlaflosigkeit zum Einsatz.

Heilkräftige Wirkstoffe

Heilsame Wirkstoffe wie **ätherische Öle, Cumarine, Pflanzensäuren, Terpene, Harze, Flavonoide** und **Bitterstoffe** sind in **Blättern, Früchten** und **Wurzel** der Echten Engelwurz enthalten. Für Heiltees und Medikamente werden heutzutage aber in erster Linie die Wurzeln (Radix angelicae) verwendet. Denn sie enthalten die meisten und wertvollsten Inhaltsstoffe wie etwa ätherische Öle. Heilsam sind übrigens die frischen Pflanzenteile ebenso wie die getrockneten und die daraus gewonnenen Extrakte.

In aller Regel ist Engelwurz Bestandteil von Teemischungen. Äußerlich angewandt, z.B. als Badezusatz, kann Engelwurz rheumatische Beschwerden lindern, weil es mild reizend auf die Haut wirkt und die Durchblutung fördert. Engelwurz ist in zahlreichen Fertigpräparaten enthalten und wird auch in der Homöopathie verwendet.

Achtung: Engelwurz kann die Lichtempfindlichkeit der Haut erhöhen. Deshalb sollte man intensive Sonneneinstrahlung vermeiden (auch im Sonnenstudio!), so lange man eine Behandlung mit Engelwurz durchführt. Es kann sonst zu unangenehmen Hautentzündungen kommen. Zu Vorsicht wird auch in der Schwangerschaft und bei der Behandlung von Kindern geraten: Da es keine ausreichenden wissenschaftlichen Untersuchungen gibt, sollten Schwangere, stillende Mütter und Kinder unter 12 Jahren nicht mit Engelwurz behandelt werden.

8

Frauenmantel

Alchemilla vulgaris

Der vielseitige Schützer

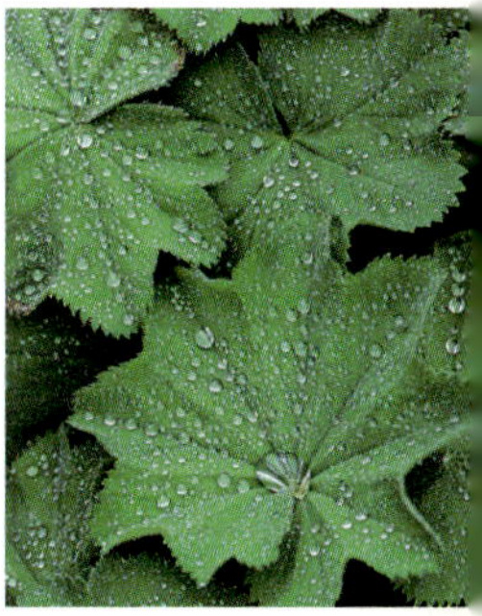

Sein schönes Blatt regte einst zu diesem romantischen Namen an, das ihn bis heute unverwechselbar macht. Er begleitet mit seinen Wirkstoffen durch alle Phasen im Leben einer Frau.

Kleine Pflanzenkunde

Frauenmantel wächst überall auf der nördlichen Halbkugel und bevorzugt als Standorte Bachufer, lichte Wälder und feuchte Wiesen. Natürlich kann man ihn auch im eigenen Garten anpflanzen, oft wächst er dort sogar einfach als Unkraut. Für medizinische Zwecke wird Frauenmantel heute in Kulturen in osteuropäischen Ländern angebaut. Frauenmantel kommt in vielen Variationen vor, von denen keine giftig ist.
Seinen deutschen Namen hat das vielseitige Heilkraut aus der Gattung der Rosengewächse vermutlich von der Form seiner Blätter: sie sind groß, ausladend und wirken wie der Umhang einer Frau. Es gibt auch Vermutungen, dass sich der Name aus der Frauenmode der Zeit um 1500 ableitet. Damals trugen Frauen üblicherweise weite Mäntel. Möglicherweise war die Bezeichnung auch ein Ausdruck für den Schutz, den ein Mantel bietet. Denn die Heilkraft von Frauenmantel war schon den alten Germanen bekannt und sie betrachteten seine Blätter als den Umhang der Göttin Freyja. Die mittelalterlichen Christen brachten damit den wallenden Umhang der Jungfrau Maria in Verbindung, was die Namen »Muttergotteskraut und »Jungfernwurz« erklärt.

Das »himmlische Wasser«

Die »göttliche« Anmutung verdankt die Pflanze aber nicht nur der Form ihrer Blätter oder ihrer vielseitigen Wirksamkeit. Auch die im frühen Licht schimmernden Flüssigkeitstropfen im Zentrum ihrer Blätter machten sie für frühere Kulturen »göttlich«. Der Grund: Obwohl die Vermutung naheliegend ist, handelt es sich dabei nicht um Tautropfen, sondern um Flüssigkeit, die von den Blättern in kühlen Nächten selbst ausgeschieden wird. Und die galt den früheren Alchemisten als »himmlisches Wasser«, das ihrer Meinung nach dazu geeignet war, Gold zu machen, – wie wir wissen jedoch vergeblich. Möglicherweise stammt daher der botanische Name »Alchemilla« (wörtlich übersetzt »Kleine Alchemistin«) vom arabischen »alkemelych«, also Alchemie, was ein Synonym für schwarze, aber auch göttliche Kunst ist. Der Zusatz »vulgaris« steht für »gewöhnlich«, und drückt aus, dass die Pflanze allgemein bekannt ist.

Historie

Schon in vorchristlicher Zeit kannten die Hebammen und Kräuterfrauen die Nützlichkeit von Frauenmantel bei der Behandlung von vielerlei Erkrankungen. Vor allem zur Blutstillung, bei Problemen mit Magen und Darm und natürlich bei allen Frauenleiden wurde das Kraut bevorzugt eingesetzt.

Später hat Hildegard von Bingen Frauenmantel bei Geschwüren des Kehlkopfs empfohlen. Die Klosterheilkunde schrieb ihm eine stark wärmende und trocknende Wirkung zu und setzte ihn gegen Magenschmerzen, Durchfall und bei blutenden Wunden ein.

Auch Husten, Hautekzeme sowie Frauenleiden wie Zyklusunregelmäßigkeiten, starke Monatsblutung oder Krämpfe wurden damit behandelt. Zur Wehenanregung bei der Geburt und zur schnelleren Regeneration der Unterleibsorgane ist Frauenmantel auch heute noch in gemischten Tees enthalten.

Heilkräftige Wirkstoffe

Die Heilkraft von Frauenmantel steckt im **Kraut**.

Diese Inhaltsstoffe sind in Frauenmantel wirksam: **Ätherische Öle** heben die Stimmung und wirken antibakteriell. **Bitterstoffe** regen den Stoffwechsel und die Verdauung an und reinigen das Blut. **Carotinoide** reparieren Strahlen- und sonstige Umweltschäden in den Zellen. **Chlorophyll** fördert die Wundheilung und Blutbildung. **Cumarine** stärken die Venen und verhindern Flüssigkeitsstauungen. **Flavonoide** lösen Krämpfe und stärken das Bindegewebe und die Blutgefäße. **Gerbstoffe** wirken unter anderem adstringierend (zusammenziehend) und entzündungshemmend. An ihnen liegt vermutlich die stark wundheilende Wirkung.

Anwendung heute

■ **Gesundheit:** Wissenschaftlich anerkannt ist Frauenmantelkraut als Heiltee gegen Durchfallerkrankungen. Maßgeblich wirksam sind die enthaltenen Gerbstoffe, die zusammenziehend wirken und damit helfen, Durchfälle und Blutungen erfolgreich zu behandeln.
Teeaufgüsse aus Frauenmantelkraut kann man abgekühlt auch äußerlich anwenden und als Umschläge zur Förderung der Wundheilung auflegen.
Volksmedizinisch wird Frauenmantelkraut gerne noch bei verschiedensten Frauenbeschwerden angewandt, wobei die Wirknachweise bisher fehlen! Schädigende Wirkungen sind bisher nicht gefunden worden, so dass der Genuss von Frauenmanteltee unbedenklich ist.

■ **Schönheit:** Bei unreiner Haut empfiehlt sich ein Gesichtsdampfbad (Seite 117). Ein Umschlag strafft das Brustgewebe; lauwarme Kompressen erfrischen müde, gereizte Augen.

Frauenwurzel

Caulophyllum thalictroides

Die Beschützerin der Frauen

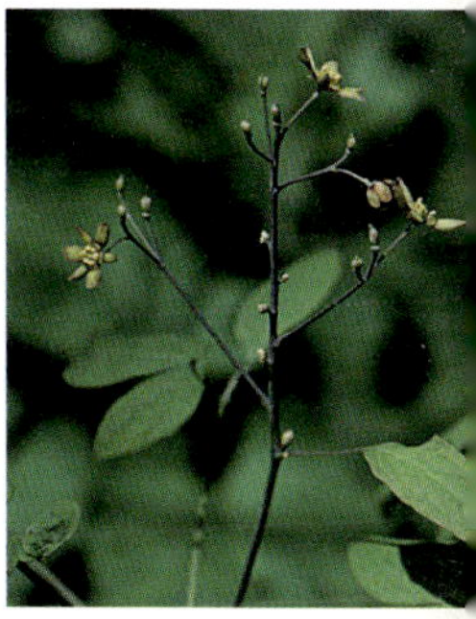

Bereits die Indianerinnen wussten um ihre schützende Wirkung bei der schmerzhaften Geburt eines Babys. Auch heute wird sie noch gerne von Hebammen eingesetzt und bietet übers ganze Leben einer Frau Hilfe.

Kleine Pflanzenkunde

Bei der Frauenwurzel, die auch als »Blauer Hahnenfuß« oder »Löwenblattwurzel« bekannt ist, handelt es sich um eine traditionelle indianische Heilpflanze. Sie gehört in die Familie der Sauerdorngewächse, wird bis zu 1 Meter hoch, hat dreilappige Blätter, besonders schöne rotblaue Blüten und dunkelblaue Früchte. Ihre ursprüngliche Heimat liegt im Osten der USA und in Kanada. Sie wächst auch in Asien und Europa, bevorzugt in gemäßigtem Klima und auf feuchtem Waldboden. Ihr botanischer Name kommt aus dem Griechischen und leitet sich von »caulus« (»Stängel«) und »phyllum« (»Blatt«) ab, was daran liegt, dass die Pflanze ein einziges Blatt pro Stängel hat. Der Zusatz »thalictroides« kommt vom griechischen Wort für Wiesenrautenkraut, weil das Blattwerk der Frauenwurzel dem der Wiesenraute ähnlich ist.

Historie

Bei den Indianerfrauen hieß sie Cohosh, was »Beschützerin der Frauen« bedeutet. Und das hat seinen guten Grund, denn die Frauenwurzel wurde traditionell und wird auch heute noch fast ausschließlich bei Frauenleiden eingesetzt. Nur gelegentlich kommt sie auch bei rheumatischen Beschwerden oder Gicht zum Einsatz. Das hängt insbesondere mit ihren schweißtreibenden, entzündungshemmenden und antirheumatischen Eigenschaften zusammen. Von den Indianern ist überliefert, dass Frauen die Wurzel als Verhütungsmittel genommen haben und als Arznei gegen Blasenentzündung.

Hilfreich bei Geburten

Zur wahren Beschützerin der Frauen wurde Frauenwurzel vermutlich, weil sie auf wunderbare Weise Müttern hilft, ihre Babys zur Welt zu bringen. Denn sie unterstützt die Wehen, stärkt die Gebärmutter und nimmt die Schmerzen. Bei den Indianerinnen musste die Wöchnerin dafür bereits eine Woche vor der erwarteten Entbindung täglich einen Wurzelsud zu sich nehmen.

Heute wird die Pflanze nicht mehr direkt eingesetzt, nur noch in Form homöopathischer Mittel. Naturkundlich orientierte Hebammen empfehlen homöopathische Mittel mit Frauenwurzel, um die Wehen in Gang zu bringen, die Geburt zu beschleunigen und die Schmerzen insgesamt erträglicher zu machen.

Anwendung heute

- **Gesundheit:** Frauenwurzel wird bei uns nur selten eingesetzt, und wenn, dann nur noch in Form homöopathischer Mittel. Sie hilft jedoch jüngeren Frauen bei Schmerzen während der Regelblutung, zu starken Blutungen, Unregelmäßigkeiten oder bei Beschwerden an den Tagen vor den Tagen (Prämenstruelles Syndrom). Sogar bei Migräne, die durch den hormonellen Zyklus bedingt ist, kann ein Frauenwurzelpräparat Linderung bringen. Da Frauenwurzel ausgleichend in den Hormonhaushalt eingreift und eine Wirkung ähnlich wie das weibliche Geschlechtshormon Östrogen hat, helfen Präparate daraus auch in den Wechseljahren. Sie lindert Hitzewallungen, Schweißausbrüche, Schlafstörungen und auch gereizte Stimmung.

Achtung: Weil Frauenwurzel Wehen auslösen und verstärken kann, darf sie während der Schwangerschaft nicht eingenommen werden.

Heilkräftige Wirkstoffe

Nur die **Wurzel** der Pflanze wird medizinisch eingesetzt.
Die wirksamen Inhaltsstoffe sind **Alkaloide** und **Steroidsaponine.** Beides Stoffe, die in falscher Dosierung auch schädlich sein können. Deshalb empfiehlt es sich, keine eigenen Experimente mit der Pflanze zu machen, sondern fertige Arzneimittel zu bevorzugen und sich von Arzt, Hebamme oder Apotheker beraten zu lassen.

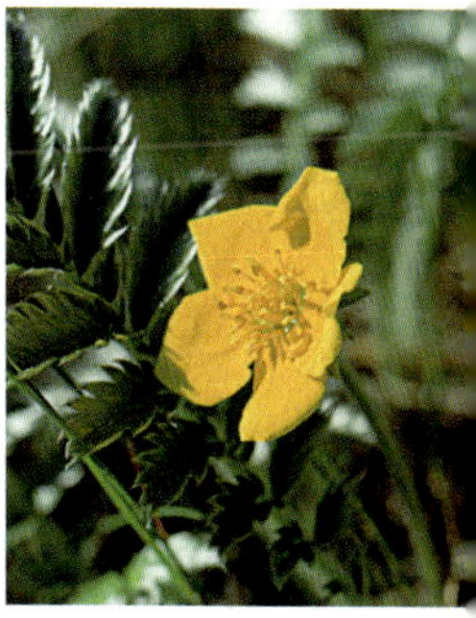

Gänsefingerkraut

Potentilla anserina

Die Unscheinbare

Völlig zu Unrecht fristet dieses Kräutlein bis heute eher ein Schattendasein: Die kleine Schönheit wirkt entkrampfend und ist dabei so mild, dass sie selbst von Babys vertragen wird.

Kleine Pflanzenkunde

Die niedrige, gelb blühende Pflanze gibt es überall; sie wächst an Gräben, Waldrändern und auf Ödland. Das in der Sonne silbrig schimmernde Blattwerk verhalf ihr zum volkstümlichen Namen »Silberkraut«. Der botanische Name »Potentilla« bedeutet »mächtig« und kennzeichnet den Wuchs der Pflanze. Der Zusatz »anserina« kommt aus dem Lateinischen für Gans. »Gänsefingerkraut« heißt die Pflanze, weil Gänse es gerne fressen. Da es gegen Stuhlzwang (Durchfall) hilft, ist es auch als »Zwangkraut« bekannt.

Historie

Ob sich bereits die Frauen in der Antike mit dieser Pflanze beschäftigt haben, wissen wir nicht. Vermutlich haben sie das Gänsefingerkraut einfach nur als Unkraut betrachtet, wie das viele Generationen nach ihnen auch getan haben. Dennoch: Im Mittelalter gab es Heilkundige, die das kleine Kraut zu schätzen wussten und bei Beschwerden im Magen-Darm-Bereich einsetzten.

Anwendung heute

■ **Gesundheit:** Gänsefingerkraut ist bei leichten Durchfallerkrankungen hilfreich. Frauen hilft das Kraut bei Krämpfen und Schmerzen auch während der Menstruation (siehe Seite 105 und 111).
Als natürliches Gurgelmittel hilft es wegen des zusammenziehenden Effekts der Gerbstoffe bei Entzündungen im Mund- und Rachenraum.

Heilkräftige Wirkstoffe

In der Kräuterheilkunde kommen nur die **Blätter** zum Einsatz, die frisch, vor allem aber getrocknet in Form von Tee (oder in Milch abgekocht) verwendet werden. Gänsefingerkraut ist reich an **Flavonoiden, Gerbstoffen** sowie **Bitter-** und **Schleimstoffen.** Diese wirken einerseits entkrampfend auf die glatte Muskulatur, andererseits zusammenziehend, z. B. auf Schleimhäute.

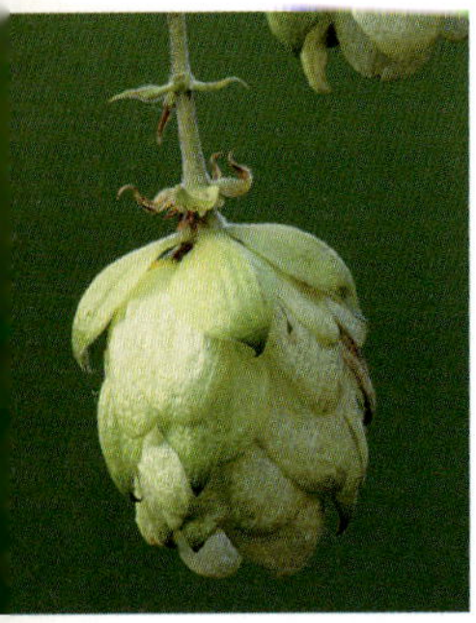

11

Hopfen

Humulus lupulus

Der starke Schlinger

Er wird schon sehr lange kultiviert – wenngleich heute auch eher weniger aus medizinischen denn aus genießerischen Gründen. Doch beruhigend wirkt er in beiden Fällen: als Medizin genauso wie im Bier.

Kleine Pflanzenkunde

Die Pflanze wächst wild in Flussauen, ist in Europa, Asien und Nordamerika beheimatet, wird aber weltweit schon sehr lange kultiviert und vor allem beim Bierbrauen eingesetzt. In Anbaugebieten (in Deutschland hauptsächlich Bayern und Baden-Württemberg) werden dafür eindrucksvolle, bis zu 6 Meter hohe Kletterhilfen aufgestellt. Botanisch interessant: Hopfen rankt sich rechts herum um Bäume oder Stangen hoch, die meisten anderen Kletterpflanzen ringeln sich links herum nach oben. Und: Bei Hopfen gibt es weibliche und männliche Pflanzen. Sowohl fürs Bierbrauen als auch für medizinische Zwecke werden die weiblichen zapfenartigen Blütenstände gebraucht. Sie enthalten die Bittersäuren Lupulon und Humulon, von denen der Hopfen auch seinen botanischen Namen hat. Manche Forscher gehen auch davon aus, dass sich der Name von »Lupus« (lat. Wolf) ableitet, weil er »stark wie ein Wolf« den Baum o. Ä. umschlingt. »Humulus« entstammt dem Lateinischen und bedeutet »Vorliebe«. Vermutlich bezieht sich dieser Namensteil auf die Vorliebe der Pflanze für feuchte Standorte.
Der Deutsche Name »Hopfen« soll aus den germanischen Worten für Quasten und herumtasten entstanden sein – weil seine Ranken tastend nach Möglichkeiten suchen, sich festzuhalten.

Historie

Bekannt ist Hopfen weit länger als es Hopfenbier gibt. Schriftliche Belege fan-

Heilkräftige Wirkstoffe

In der Kräuterheilkunde kommen beim Hopfen ausschließlich die weiblichen zapfenartigen **Blütenstände** zum Einsatz.
Sie liefern die wirksamen Inhaltsstoffe **Lupulon** und **Humulon** sowie verschiedene **ätherische Öle, Flavonoide, Polysaccharide** sowie **Gerbstoffe.** Einige wirken appetitfördernd, andere beruhigend.

den Klostermedizin-Forscher der Uni Würzburg beim antiken römischen Geschichtsschreiber Plinius (gest. 79 n. Chr.) und dem altgriechischen Verfasser wichtiger Medizinbücher Dioskurides (1. Jh. n. Chr.). Damals galten Hopfensprossen als besondere Delikatesse. In Hopfenanbaugebieten gibt es diesen »Hopfenspargel« auch heute noch.

Vielseitige Wirkung

Die ersten Erkenntnisse über die Heilkräfte des Hopfens kommen aus Arabien und stammen aus dem 9. Jahrhundert, wobei davon auszugehen ist, dass er in der mündlich überlieferten Volksmedizin schon viel länger genutzt wurde. Die bittere Pflanze gilt schon früh als Blut reinigend, stimmungsaufhellend und ist hilfreich bei Leiden der Verdauungs- und Entgiftungsorgane sowie bei Asthma, Fieber und Entzündungen.

Hildegard von Bingen wusste im 12. Jahrhundert, dass Hopfen die Melancholie verstärken kann, was im Widerspruch zu den Lehren aus Arabien steht. Doch nach heutigen Erkenntnissen sind beide Ansichten richtig: Hopfen kann schlechte Stimmung verbessern, ist aber bei Depressionen nicht geeignet. Im späten Mittelalter kamen noch weitere Anwendungsgebiete hinzu: Hopfen wurde als Mittel gegen Stoffwechselstörungen, Blasenleiden, Magenverstimmung, Ohrenentzündung sowie Hautverletzungen zur Linderung empfohlen.

Hopfen und die Frauen

Hopfen hat schon sehr lange eine wichtige Rolle in der natürlichen Frauenmedizin, denn er enthält Substanzen, die wie Östrogen, das weibliche Geschlechtshormon, wirken. Aus diesem Grund wurde er beispielsweise schon sehr früh eingesetzt, »um Männerlüste abzukühlen«. Vermutlich war den Mönchen im Mittelalter ein hoher Bierkonsum auch deshalb während Fastenzeiten erlaubt, weil der Zölibat dann leichter einzuhalten war.

Frauen wurde schon im 16. Jahrhundert zu Hopfen geraten, wenn sie sich ein Baby wünschten, aber nicht schwanger wurden. Erst etwas später galt Hopfen auch als probates Mittel gegen Beschwerden während der Menstruation und in den Wechseljahren. Außerdem, so belegen Überlieferungen, scheint Hopfen bei Frauen die sexuelle Lust zu steigern, und nicht, wie bei Männern, zu dämpfen.

Anwendung heute

- **Gesundheit:** Heute finden wir Hopfen vor allem in Mitteln zur Beruhigung der Nerven, zur Entspannung und für guten Schlaf (siehe Seite 91 und 112 f.).

- **Schönheit:** Vor allem die im Hopfen enthaltenen Gerbstoffe werden in zahlreichen Kosmetikprodukten für schöne, glatte Haut genutzt.

- **Genuss:** Hopfenblüten werden zum Bierbrauen verwendet, Hopfensprossen kommen vor allem in den Anbaugebieten als »Hopfenspargel« (Delikatesse) gekocht auf den Tisch.

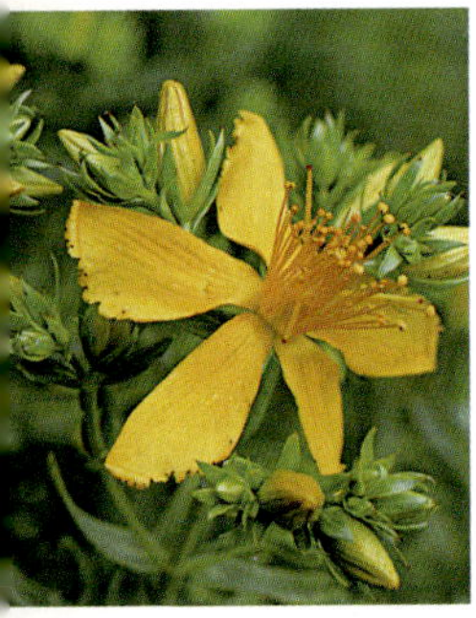

Johanniskraut

Hypericum perforatum

Die Zauberhafte

Der »Stimmungsmacher« unter den Kräutern wurde bereits früh als kraftvolles Mittel gegen böse Geister und Teufel eingesetzt. Heute dient es vielmehr der Kräftigung, Schönheit und Liebe.

Kleine Pflanzenkunde

Johanniskraut gehört zur Familie der Hartheugewächse (Hypericaceen), ist ursprünglich in Europa heimisch, wächst jedoch mittlerweile überall auf der Welt in gemäßigten Klimazonen. Die Pflanze gilt als recht anspruchslos. Sie mag trockene Böden, sprießt an Böschungen, Weg- und Straßenrändern, in Heidelandschaften und auf Trockenrasen.

Auch im Garten lässt sich Johanniskraut anpflanzen, wenn man eine sonnige Ecke hat, denn das Kraut mag es hell und warm. Für die medizinische Verwendung wird Johanniskraut heutzutage in Südafrika, Neuseeland, Asien und im östlichen Europa kultiviert.

Seinen botanischen Namen hat die Pflanze von einem seiner wichtigsten Inhaltsstoffe, dem Hypericin und den Blütenblättern mit den winzigen Öldrüsen. Hält man die Blüte gegen das Licht, sieht man lauter kleine Tüpfelchen, als wäre sie perforiert. Daher auch die Bezeichnung »perforatum« sowie der volkstümliche Name »Tüpfelkraut«.

Gegen Geister und Teufel

Weil Johanniskraut als Abwehr gegen böse Geister und im Mittelalter zur Teufelsaustreibung eine wichtige Rolle spielte, heißt es auch »Jageteufel«, »Teufelsbanner« oder »Teufelsflucht«. In der Antike sollen es die Frauen in Büscheln über Hauseingänge gehängt haben, um böse Geister abzuwehren. Die Namen »Blutkraut«, »Johannisblut« oder »Herrgottsblut« hingegen hat es von seinem blutroten Öl, das aus den Tüpfeln tritt, wenn man die Blüten zwischen den Fingern zerreibt. Nach mittelalterlichen Überlieferungen soll es aus dem Blut von Johannes dem Täufer entstanden sein und der Teufel habe aus Wut über seine Schönheit auf die Blüte eingestochen, weshalb sie so viele Löcher haben soll.

»Wundkraut« wird es vermutlich wegen seiner Heil- und Desinfektionswirkung bei Hautwunden genannt.

Historie

Johanniskraut hat eine lange Tradition als Hexen- und Zaubermittel. Die sonnengelben kleinen Blüten, die weise Frauen tunlichst an Johannis (24. Juni), dem Tag der Sommersonnenwende pflückten, stehen für freudige Stimmung, gute Laune, die Kraft der Leben spendenden Sonne – bis heute, denn Johanniskraut ist ein wissenschaftlich anerkanntes Mittel gegen leichte bis mittelschwere Depression. Bereits in der Antike haben Frauen Johanniskraut-Tee bei Menstruationsstörungen getrunken. Auch im Mittelalter gaben Heilerinnen das Kraut gegen Regelschmerzen und gegen Beschwerden an den Tagen vor den Tagen (PMS) sowie gegen die Wechseljahr-Beschwerden.

Schließlich galt Johanniskraut auch als Liebeskraut. Um der Liebe des Angebeteten sicher zu gehen, mussten Frauen Blütenknospen am Johannistag pflücken, in einen Leinenbeutel geben und in der Tasche tragen.

Noch im letzten Jahrhundert war es in ländlichen Gegenden Brauch, junge Männer in der Johannisnacht mit einem Kranz aus Johanniskraut auf dem Kopf vor Unglück zu schützen.

Anwendung heute

■ **Gesundheit:** Zur innerlichen Anwendung bei depressiven Verstimmungen (siehe Seite 112), Angstzuständen und Antriebslosigkeit als Tee, Kapseln, Dragees oder Tropfen. Äußerlich als Salbe, Creme oder Öl gegen Verbrennungen, Muskelschmerzen, trockene, gereizte Haut (z. B. Neurodermitis) oder Hautentzündungen. Johanniskraut gehört zu den am besten untersuchten Heilpflanzen. Seine Wirksamkeit als Antidepressivum wurde in wissenschaftlichen Versuchen bewiesen.

■ **Schönheit:** Das rote Johanniskrautöl wirkt entzündungshemmend, antiviral und antibakteriell, was sich positiv auf die Haut auswirkt.

Achtung: Johanniskraut kann die Lichtempfindlicheit der Haut erhöhen. Besonders hellhäutige Menschen sollten deshalb für guten Sonnenschutz sorgen, wenn sie Johanniskrautpräparate nutzen. In hoher Dosierung kann sich Johanniskraut darüber hinaus auf die Wirksamkeit anderer Medikamente auswirken. Deshalb: Wer Arzneien einnimmt, sollte unbedingt den Arzt fragen, ehe er Johanniskraut-Präparate zum Einsatz bringt. Bei schweren Depressionen darf Johanniskraut nicht verordnet werden.

Heilkräftige Wirkstoffe

Bei Johanniskraut kommen vor allen das **blühende Kraut** samt **Blüten** zum Einsatz. Kaum eine Heilpflanze ist mit modernen wissenschaftlichen Methoden so gut untersucht wie Johanniskraut. Dennoch sind nicht alle Geheimnisse über die Wirkungsweise der Pflanze gelüftet. Als sicher gilt, dass es die **Hypericine** sind, die die Stimmung aufhellen und Depressionen verjagen. **Gerbstoffe, Flavonoide, ätherisches Öl, Harze** sowie die **Hypericine** und **Hyperforine** insgesamt können Stressfolgen mildern und den Botenstoffhaushalt im Gehirn beeinflussen.

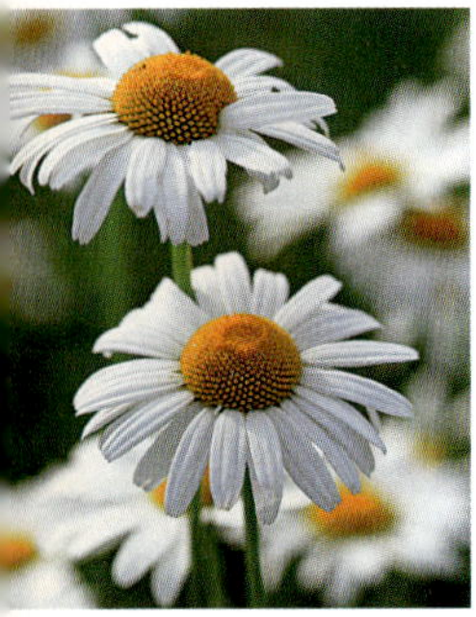

13

Kamille

Chamomilla recutita

Die Mütterliche

Das Allroundtalent unter den Kräuterpflanzen darf in keiner Naturapotheke fehlen und stärkt zudem das Wellness-Gefühl: Sie wirkt sehr gut gegen Entzündungen, ist pflegend, beruhigend, erfrischend und heilend.

Kleine Pflanzenkunde

Die Pflanze aus der Familie der Korbblütler ist von aufrechtem Wuchs und trägt feine, gegliederte Blätter. Sie wird bis 30 cm groß, wächst an Böschungen, Weg- und Ackerrändern und ist in allen gemäßigten Klimazonen zu Hause. Gut erkennbar ist sie am gelben Blütenköpfchen auf einem hohlen Blütenboden. Rundherum stehen kleine weiße, zungenförmige Blütenblätter. Es gibt unterschiedliche Sorten von Kamille. Für medizinische und kosmetische Zwecke am bedeutsamsten ist aber zweifellos die »Echte Kamille«.

Der Ursprung des botanischen Namens ist vermutlich in Griechenland und leitet sich aus »khamei« ab, was klein, niedrig bedeutet, sowie aus »melon«, das Apfel heißt und Bezug darauf nimmt, dass manche Kamillenarten ganz leicht nach Apfel duften. Der Zusatz »recutita« leitet sich vermutlich aus dem lateinischen »erecta« ab und steht für »aufrecht«, denn die »Echte Kamille«, hat einen aufrechten Stängel, der ästig verzweigt ist.

Eine uralte Frauenpflanze

Traditionell ist Kamille eine uralte Frauenpflanze. Die antiken Heilerinnen kannten sie ebenso wie die Frauen im alten Ägypten, die Hexen der Kelten oder die Kräuterfrauen des Mittelalters. Alte Namen wie Mutterkraut, Drudenkraut, Kummerblume zeugen davon. Der Name »Hexenzeiger« stammt noch aus der Zeit der Hexenverfolgungen im

Heilkräftige Wirkstoffe

Von der Kamille werden die **Blüten** in der Kräuterheilkunde verwendet.
Die wichtigsten Inhaltsstoffe sind **ätherische Öle,** allen voran **Azulen** und **Bisabolol,** sowie **Flavonoide** und **Schleimstoffe.** Doch wie bei so vielen Heilpflanzen ist es nicht der isolierte Stoff, der wirkt, sondern die Pflanze mit allen Inhaltsstoffen als Einheit. Sie wirken entzündungshemmend, krampflösend, beruhigend, schmerzlindernd, austrocknend, antibakteriell und schweißtreibend.

Mittelalter. Damals galt die Kamille als Kraut, das anzeigen konnte, ob eine Frau eine (böse) Hexe ist.

Historie

Schon die antiken Frauen setzten Kamille gegen Übelkeit und Erbrechen während der Schwangerschaft ein, außerdem zur Erleichterung der Wehenschmerzen während der Geburt.
Zu allen Zeiten schworen Frauen auf Kamillentee, wenn sie während der Menstruation unter Bauchkrämpfen litten. Auch Kopfschmerzen, Verspannungen und Beschwerden in den Wechseljahren ließen und lassen sich mit Kamille (in Form von Tee) deutlich lindern.
Zudem hilft sie als Sitzbad bei Entzündungen oder auch bei unangenehmen Pilzinfektionen im Vaginalbereich.

Anwendung heute

■ **Gesundheit:** Wissenschaftlich anerkannt sind die Heilwirkungen der Kamille heute bei Entzündungen von Haut und Schleimhäuten, Zahnfleischentzündung und Magen-Darm-Erkrankungen (siehe Seite 81). Kamille hat sich auch als krampflösendes Mittel bei Menstruationsschmerzen bewährt (siehe Seite 105) und ist ein beliebtes Inhalationsmittel bei Erkrankungen der Atemwege oder wird als Badezusatz bei Erkrankungen im Anal- und Genitalbereich eingesetzt.

■ **Schönheit:** Kamille hat pflegende, beruhigende, erfrischende und heilende Wirkung auf die Haut (siehe Seite 115 f.). In zahlreichen, fertig käuflichen Schönheitsprodukten sind vor allem die ätherischen Öle enthalten.

14

Küchenschelle

Pulsatilla vulgaris

Die gefährliche Schöne

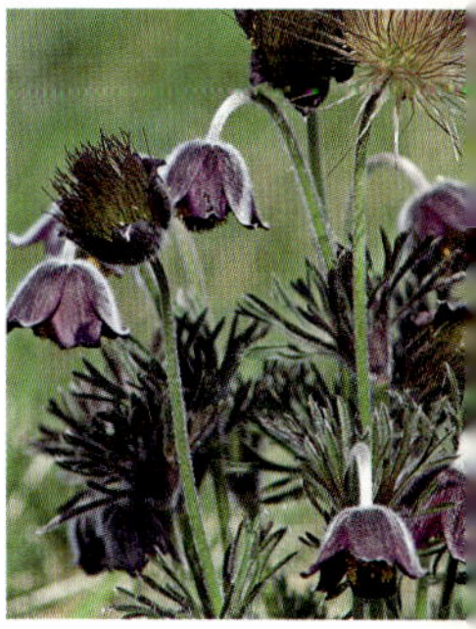

Bereits mittelalterliche Heilerinnen nutzten sie zur Behandlung der üblichen Frauenleiden. Heute weiß man: Die blühende Schönheit ist giftig, weshalb sie nur in homöopathischen Dosen verabreicht werden darf.

Kleine Pflanzenkunde

Die Küchenschelle gehört zur Familie der Hahnenfußgewächse und wächst an sonnigen Hügeln bevorzugt auf kalkhaltigen Böden der nördlichen Erdhalbkugel. Eigentlich hat sie nichts mit der Küche zu tun – ihr Name leitet sich vielmehr vom Wort »Kuhschelle« ab. Vermutlich weil sie so klein (bis ca. 20 cm) und so hübsch ist mit ihren glockenförmigen blauen Blüten und dem leuchtend gelben Staubstempel in der Mitte, wurde mit der Zeit aus der Kuh ein Küh–chen,

also eine kleine Kuh. Das klingt ausgesprochen genauso wie »Küchen« und so wurde sie allmählich zur Küchenschelle.
Der Sage nach soll die Göttin Flora die Nymphe Anemone in eine Blume verwandelt haben – in die Küchenschelle oder auch Anemone pulsatilla. Die Göttin, so heißt es, war eifersüchtig, weil die zarte Schöne von ihrem Ehemann so viel Aufmerksamkeit bekommen hat.
Der heutige Name »Pulsatilla vulgaris« kommt aus dem Lateinischen (»pulsare« für »schlagen, läuten«) und bezieht sich auf die Glockenform der Blüte. Der Zusatz »vulgaris« heißt »gewöhnlich«.

Vorsicht giftig!

Die Küchenschelle steht unter Naturschutz. Sie darf weder ausgegraben noch gepflückt werden. Das empfiehlt sich auch nicht, denn sie ist giftig. Ihre Inhaltsstoffe, vor allem das Anemonin, können Kreislauf- und Atemprobleme hervorrufen und die Haut reizen. Die Küchenschelle wächst zwar im Garten, sollte aber aus diesen Gründen nicht für Heiltees etc. verwendet werden.

Historie

Als ausgesprochenes Frauenmittel ist die Küchenschelle sehr lange bekannt. Die Kräuterfrauen der Kelten und die Heilerinnen des Mittelalters verwendeten sie als Mittel gegen Störungen im Menstruationszyklus, Ausfluss, Übererregbarkeit der Nerven in den Wechseljahren und unerfülltem Kinderwunsch. Auch gegen Husten und Verdauungsstörungen wurde »Pulsatilla vulgaris« eingesetzt.

Anwendung heute

- **Gesundheit:** Trotz ihrer Giftigkeit ist die Küchenschelle nicht aus der Naturheilkunde verschwunden. In der Homöopathie gehört sie zu den wichtigsten Konstitutionsmitteln für Frauen. Sie kann von einem erfahrenen Homöopathen bei folgendem Frauentypus eingesetzt werden: verzagte, entschlussschwache, zu Depression und Weinerlichkeit neigende Frauen, launisch, mimosenhaft, leicht frierend, wobei sich die Beschwerden bei Bewegung und im Freien bessern.

Heilkräftige Wirkstoffe

In der Kräutermedizin bzw. Homöopathie kommt nur die frische, zur Zeit der Blüte gesammelte **ganze Pflanze** zum Einsatz.
Alle Pflanzenteile der Küchenschelle enthalten neben dem Alkaloid **Anemonin** auch **Saponine, Glykoside** und **ätherische Öle**. Vor allem das Anemonin macht sie giftig. Dieser Stoff kann zu Kreislauf- und Atemlähmung sowie zu Hautreizungen führen. In entsprechender pharmakologischer Verarbeitung wirken die Inhaltsstoffe jedoch regulierend wie Hormone.

15

Lavendel

Lavendula angustifolia

Der Seelentröster

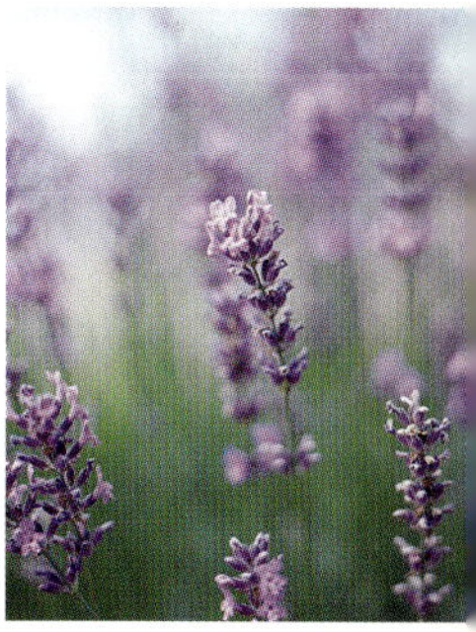

Sein sagenhafter Duft berauscht die Sinne, weshalb man ihn bereits seit der Antike für die Schönheit nutzt. Doch auch seine Heilerfolge sind unbestritten: Als Nerven- und Entspannungsmittel zeigt er allerbeste Wirkung.

Kleine Pflanzenkunde

Eine alte Volksweisheit sagt: Was Rosmarin für den Geist, ist Lavendel für die Seele. Tatsächlich gilt die blau blühende und ausgesprochen angenehm und intensiv duftende Pflanze als Seelentröster par excellence. Der bis zu einem Meter hohe Strauch mit den spitz zulaufenden Hochblättern gehört in die Familie der Lippenblütler (Lamiaceae), stammt ursprünglich aus dem westlichen Mittelmeergebiet, wird aber heute auf der ganzen Welt angebaut. Besonders berühmt sind die ausgedehnten Lavendelfelder in der französischen Provence.

Der botanische Name »Lavendula« leitet sich aus dem Lateinischen ab (»lavare« heißt »waschen«) und bezieht sich auf die häufige Verwendung in Badezusätzen. Der lateinische Zusatz »angustifolia« bedeutet »kleinblättrig«.

Historie

Als Heilpflanze hat Lavendel eine lange Tradition: Lavendel wurde schon in der Antike den mächtigen Zauberinnen zugeordnet. Frauen wussten schon immer seinen betörenden Duft für ihre Schönheit und Attraktivität einzusetzen.

Im Mittelalter wurde das Nervenkraut bei Festen in Schälchen verbrannt, mit dem Ziel, die Gäste wirklich zu »berauschen«. Und besonders zur Zeit des Rokoko hatten Damen von Stand immer ihr Riechfläschchen mit Lavendelöl dabei. Sie brauchten es, weil sie bei der geringsten Aufregung in Ohnmacht gefallen sind. Grund war die Mode, die eine Wespentaille vorschrieb, weshalb sich viele Frauen in enge Korsetts einschnürten, bis sie kaum noch Luft bekamen. Wurde es anstrengend oder aufregend, sanken sie dahin. Der starke Duft des Lavendelöls aus dem Riechfläschchen weckte jedoch ihre Lebensgeister wieder.

Attraktives Heilmittel

Hildegard von Bingen riet in ihrer berühmten medizinischen Schrift »Physica«davon ab, Lavendel einzunehmen. Wie man heute weiß, hatte sie mit dieser Empfehlung gar nicht so unrecht. Denn bei empfindlichen Menschen kann zu viel Lavendel zu Magenreizungen führen.

Als Mittel gegen Kopfläuse, wie Lavendel bei Hildegard von Bingen gepriesen wurde, hat die Pflanze zwar mittlerweile ausgedient. Doch ein Säckchen Lavendelblüten im Wäscheschrank versieht diese nicht nur mit einem zauberhaft frischen Duft, es schützt auch vor Motten. Noch heute wird der Duft und seine Wirkung von Frauen gezielt eingesetzt: Von Mädchen aus der Provence wird überliefert, dass sie vor der Hochzeitsnacht ein Lavendelbad nehmen.

Im Mittelalter war bereits bekannt, dass der duftende Lavendel beruhigend und schmerzstillend wirkt. Er wurde Frauen als Wein oder Tee gegen Menstruationsschmerzen, Nervosität und Wechseljahrbeschwerden verabreicht.

Die Klostermedizin schätzte Lavendel vor allem wegen seiner wärmenden und trocknenden Eigenschaften und gab ihn den Frauen, wenn ihre Monatsblutung zu stark war oder sie unter quälenden Blähungen zu leiden hatten.

Auch als Kreislaufmittel, als Tee bei Magen-Darm-Beschwerden oder als Tinktur bei rheumatischen Beschwerden hat Lavendel gute Dienste geleistet.

Anwendung heute

■ **Gesundheit:** Die Wirksamkeit von Lavendeltee bei nervösen Zuständen, innerer Unruhe oder Einschlafproblemen ist wissenschaftlich nachgewiesen (siehe Seite 110 ff.). Verspannungen lösen sich am besten in einem Lavendelbad. Der Duft der ätherischen Öle beruhigt die Nerven, hilft beim Ein- und Durchschlafen und lindert Schmerzen. Auf nervöse Magenbeschwerden hat Lavendel eine äußerst beruhigende und schmerzlösende Wirkung. Entweder als Tee oder Öl auf Würfelzucker.

Getrocknete Lavendelblüten, in kleine Stoffkissen eingenäht und ins Kinderbettchen gelegt, verhelfen Kleinkindern zu mehr Ruhe und besserem Schlaf. Es sollten jedoch wirklich kleine Kissen sein, damit der Geruch nicht zu intensiv ist, denn Kleinkinder haben besonders empfindliche Nasen.

■ **Schönheit:** Lavendelöl glättet und pflegt die Haut, weshalb es auch in kosmetischen Badezusätzen enthalten ist. Außerdem wird Lavendel auch in Haar- und Hautpflegemitteln (Seite 114 ff.) sowie in Cremes zur Verjüngung und Beruhigung von gereizter Haut eingesetzt.

Achtung: Zu viel kann bei Lavendel, sowohl innerlich als auch äußerlich angewandt, zu Reizungen führen.

Heilkräftige Wirkstoffe

Verwendet werden die duftenden **Blüten**, die im Sommer geerntet werden. Heilsubstanzen sind **ätherische Öle** (z. B. Campher), **Gerbstoffe** (vor allem Rosmarinsäure), **Cumarine** und **Flavonoide.** Sie wirken beruhigend, krampflösend, antiseptisch und insgesamt auf den Organismus ausgleichend.

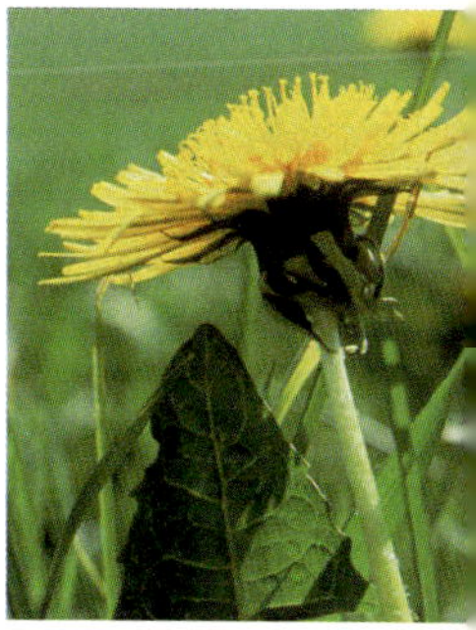

16

Löwenzahn

Taraxacum officinalis

Der Genügsame

Man kennt ihn einfach überall, in der Stadt wie auf dem Land, denn er wächst dank seiner Widerstandskraft an allen Orten. Gärtner verfluchen seine extreme Anhänglichkeit, Pflanzenkundige schätzen seine Heilkraft.

Kleine Pflanzenkunde

Löwenzahn gehört zur Familie der Korbblütler (Asteraceen). Es soll rund 500 Unterarten geben. Im Frühjahr sieht man die Pflanze mit ihren leuchtend gelben Blütenköpfen auf Wiesen, in Gärten, zwischen Pflastersteinen, im Park, am Waldrand – einfach überall, wo stickstoffreicher Boden ist, denn diesen bevorzugt Löwenzahn als Standort.

Die Blüte sitzt auf einem hohlen Stängel, der 40 cm Höhe erreichen kann und, wenn man ihn abschneidet, einen weißen Milchsaft ausscheidet. Am Boden hat der Löwenzahn eine Blattrosette. Auch die Blätter enthalten den weißen Milchsaft. Ab dem Sommer wird aus der gelben Blüte eine »Pusteblume« (Löwenzahn blüht von April bis Oktober, oft gibt es gleichzeitig Pusteblumen). Dann werden die Samen (so genannte Schirmflieger) vom Wind oder vom Kindermund, der daran pustet, weiterverbreitet.

Wurzel mit Anhänglichkeit

Löwenzahn hat eine sehr lange Pfahlwurzel, weshalb es so schwierig ist, ihn wieder loszuwerden, wenn er sich einmal im Garten niedergelassen hat. Denn auch eine abgeschnittene Wurzel hält die genügsame Pflanze nicht davon ab, sich zu erholen und wieder zu sprießen. So kommt es, dass die heilsame Pflanze heutzutage bei Gärtnern keinen allzu guten Ruf genießt.

Der botanische Name »Taraxacum« kommt von den griechischen Wörtern für Augenentzündung (»taraxis«) und »ich heile« (»akeomei«). Der Zusatz »officinalis« bedeutet, dass die Pflanze offiziell (amtlich) als Heilmittel anerkannt ist.

Historie

Heute kommt Löwenzahn fast überall auf der Welt vor. Früher scheint er in West- und Nordeuropa nicht sehr verbreitet gewesen zu sein. Zumindest haben Experten in medizinischen Schriften keine Hinweise auf Löwenzahn gefunden. Im Pflanzenbuch des berühmten arabischen Arztes und Philosophen Avicenna aus dem 11. Jahrhundert wird dagegen auf Löwenzahn hingewiesen.

Bei den alten Germanen, so heißt es, sei Löwenzahn Freya gewidmet gewesen, der Göttin der Liebe, des Mondes, der Geburt und des Todes. Nach altem Hexenglauben sollte sich demjenigen jeder Wunsch erfüllen, der sich am ganzen Körper mit Löwenzahnmilch eingerieben hat. Löwenzahnwurzeln, in einem Säckchen am Gürtel getragen, sollten vor Augenleiden schützen.

Im späten Mittelalter wird Löwenzahn auch in deutschen Kräuterbüchern als Heilmittel bei Fieber, Gallen- und Leberleiden empfohlen.

In der Signaturenlehre galt Löwenzahn wegen seiner gelben Blüten als probates Mittel gegen Gelbsucht. Der frische, weiße Löwenzahnsaft sollte Warzen verschwinden lassen.

Ideale Kurpflanze

Löwenzahn ist eine Frühlingsblume. Bei Frühlingsblumen wird meist davon ausgegangen, dass sie eine Blut reinigende Wirkung haben, so auch beim Löwenzahn. Außerdem gilt er als Blut bildend, Harn treibend und anregend. Deshalb wurde früher und wird auch noch heute die kurmäßige Anwendung von Löwenzahn als Mittel gegen Gicht und Rheuma und zur allgemeinen Entschlackung im Frühjahr und Herbst empfohlen.

Anwendung heute

- **Gesundheit:** Tee oder Tinktur helfen erwiesenermaßen bei Appetitlosigkeit, Verdauungs- und Gallenbeschwerden (siehe Seite 84). Vor allem die Entleerung der Gallenblase wird erleichtert und damit der Steinbildung vorgebeugt.

Viele Frauen schätzen Löwenzahntee auch bei Wechseljahrsbeschwerden oder um eine schwache Menstruationsblutung zu fördern. In der Naturheilkunde wird Löwenzahn auch zum Entwässern eingesetzt, ist als wirksamer Bestandteil in Blutreinigungstees enthalten, wird bei Fieber, Husten, Verstopfung, chronischen Gelenkerkrankungen, Leberschwäche, Allergien und Kopfschmerzen eingesetzt.

Achtung: Bei einer Entzündung der Galle, Gallensteinen oder verstopften Gallengängen, sollte Löwenzahn nicht ohne Rücksprache mit dem Arzt angewendet werden. Der Milchsaft kann bei empfindlichen Menschen eine Kontaktallergie auslösen. Magenempfindliche können auf den Tee Sodbrennen bekommen.

Heilkräftige Wirkstoffe

Alle Teile der Pflanze sind für die Gesundheit von Bedeutung, insbesondere aber die **Blätter** und die **Wurzel.**

Löwenzahn ist sehr reich an heilkräftigen Inhaltsstoffen. Er enthält **Bitterstoffe, Flavonoide, Aminosäuren, Mineralstoffe** und **Spurenelemente** wie Zink und Kupfer. Außerdem B-Vitamine sowie die **Vitamine** C und E. Zudem liefert die Pflanze auch reichlich **Carotinoide** und in der Wurzel zusätzlich das Kohlenhydrat **Inulin.** Der gesamte Wirkstoffkomplex entwässert, regt Nieren und Galle an und wirkt abführend.

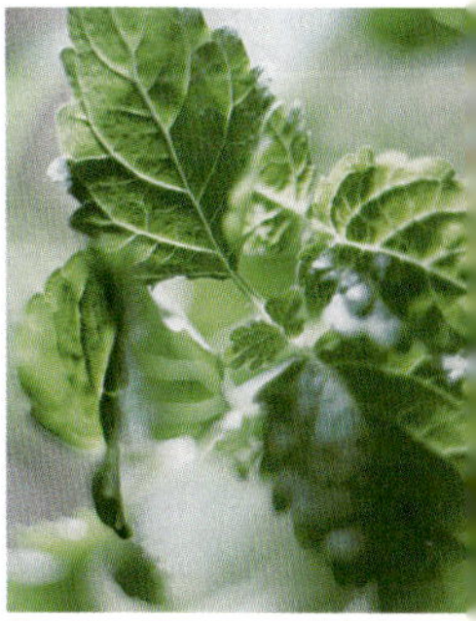

Melisse

Melissa officinalis

Die Kraftvolle

Das »Gold der Medizin« wird seit Jahrhunderten verehrt, ihre vielfältigen Heilwirkungen sind Stoff von Sagen und Legenden. Doch auch heute wird sie verdientermaßen geschätzt: als Destillat, Tee, Badezusatz oder Küchenkraut.

Kleine Pflanzenkunde

Die Melisse stammt ursprünglich aus südlichen Gefilden und kam aus dem arabischen Raum über Südeuropa auch nach Mitteleuropa und zu uns. Die Staude aus der Familie der Lippenblütler hat grüne, gezahnte Blätter und weiß-gelbe Blüten. Sie wird bis 70 cm hoch und wächst am besten in mildem Klima, an sonnigen, windgeschützten Plätzen und in feuchtem Boden. Ursprünglich kultiviert, findet man Melisse heute auch ausgewildert in Weinbergen, bei alten Gemäuern und an Schutthalden. Sie wächst auch gut im heimischen Kräutergarten und erfreut im Sommer mit Blüten. Für die medizinische Verwendung wird das Kraut kurz vor der Blüte geschnitten und getrocknet.

Der botanische Name »Melissa« entstammt dem griechischen »Melisso« und heißt Biene, vermutlich weil Melisseblüten so anziehend auf die Insekten wirken. Dies spiegelt sich auch im volkstümlichen Namen »Immenblatt« wieder. Der Zusatz »officinalis« heißt, dass die Pflanze offiziell als Heilmittel anerkannt ist.

Melisse verströmt einen ausgeprägten Zitronenduft, weshalb sie auch als »Zitronenmelisse« oder »Citronella« bekannt ist. Ihre medizinischen Einsatzmöglichkeiten führten zu den Namen »Frauenwohl«, »Mutterkraut« und »Herztrost«.

Historie

Hildegard von Bingen war überzeugt, dass die Melisse die Kraft von mindestens

Heilkräftige Wirkstoffe

Von der Melisse werden in der Kräuterheilkunde die **jungen Blätter** eingesetzt, Der wichtigste Inhaltsstoff der Melisse ist das **ätherische Öl,** das auch den wunderbaren Duft der Pflanze ausmacht. **Bitterstoffe,** milde **Gerbstoffe** und **Flavonoide** ergänzen das Wirkspektrum. Melisse wirkt ausgleichend, entspannend, beruhigend, krampfstillend und antiviral.

15 anderen Kräutern in sich trage. Mit dieser Meinung stand sie nicht allein. Die keltischen Hexen kannten und hüteten ihr Wissen über die vielfältige Heilkraft dieser Pflanze über lange Zeit. Doch schon in der Antike hat sie bei Heilern und Heilerinnen großes Ansehen genossen. Später bezeichnete sie gar Paracelsus als das »Gold der Medizin«. Arabische Ärzte schätzten sie wegen ihrer krampflösenden und beruhigenden Wirkung.

Im Mittelalter wurden Abkochungen mit Salz zur inneren und äußeren Reinigung für Frauen empfohlen. Später im Mittelalter wurde sie vor allem in der Frauenheilkunde eingesetzt. Traditionell wurde Melissentee bei Angstzuständen, Magen-Darm-Beschwerden, nervöser Unruhe, Bauchgrimmen, Blähungen, Erkältung, Atembeschwerden, Gedächtnisschwund, schlechter Stimmung und vielem anderen Beschwerden verabreicht.

Zum Mittel gegen Herzbeschwerden wurde sie nach der Signaturenlehre durch die herzförmige Form ihrer Blätter.

Berühmter Geist

Das bekannteste Heilmittel mit Melisse wurde zu Beginn des 19. Jahrhunderts von einer Klosterfrau der Allgemeinheit zugänglich gemacht: Der Melissengeist. Ursprünglich destilliert im 16. Jahrhundert von den Karmelitermönchen, wurde die Rezeptur streng gehütet. Bei der Schlacht von Waterloo 1815 konnte die belgische Ordensfrau Maria Clementine Martin ihr enormes Wissen über die Heilkraft der Pflanzen bei der Pflege verwundeter Soldaten anwenden. Mit ihrem Lohn, Geld vom Preußenkönig Friedrich-Wilhelm, gründete sie 1826 in Köln den Herstellungsbetrieb Klosterfrau. Noch heute ist der dort hergestellte Melissengeist eine hilfreiche Kräutermedizin.

Anwendung heute

■ **Gesundheit:** Melisse wird heute in erster Linie wegen ihrer beruhigenden und entspannenden Wirkung eingesetzt. Üblich ist die Verwendung als Tee, auch kombiniert mit anderen Kräutern (siehe Seite 89 und 110 ff.), oder als Fertigkapseln. Die antivirale Wirkung von Melissenextrakt macht man sich bei der Behandlung von Lippenherpes zunutze. Melissengeist wird bei Erkältung, zur Abwehrstärkung, gegen Schlafstörungen, bei Verdauungsproblemen, bei Wetterfühligkeit oder auch nur zur Beruhigung eingenommen. Viele Frauen schätzen ihn gegen Menstruationsschmerzen oder bei Wechseljahrbeschwerden. Doch Vorsicht: Neben den Kräuteressenzen enthält diese Arznei auch hochprozentigen Alkohol.

■ **Schönheit:** Nicht nur der Gesundheit ist Melisse dienlich, sondern auch der Schönheit. Als Badezusatz, Waschlotion oder Shampoo lässt sie Hautunreinheiten verschwinden und sorgt für schönes, glänzendes Haar.

■ **Genuss:** Melisse ist auch ein beliebtes Küchenkraut. Sie passt überall, wo auch Zitrone schmecken würde, z.B. zu Salat, Quark und Kräutersauce (siehe Seite 122).

Tipp: Melisse frisch verwenden und nicht kochen, da sie sonst ihr Aroma verliert.

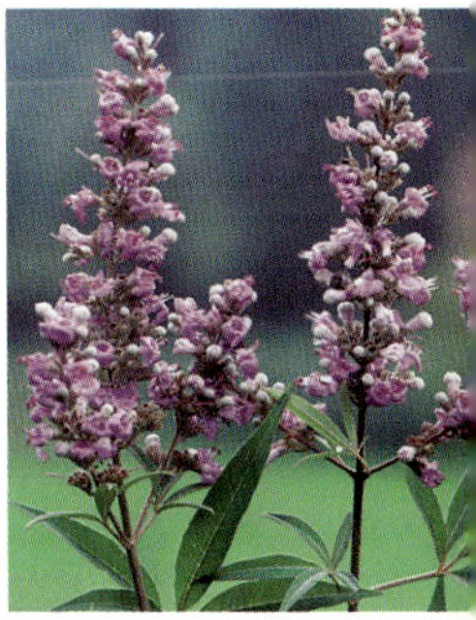

Mönchspfeffer

Vitex agnus castus

Der Keusche

Mönche unterstützte er in ihrem Keuschheitsgelöbnis, Frauen schützte er vor falschen Versuchungen. Heute ist der Ruf der Pflanze wissenschaftlich untermauert: Ihre Wirkung auf die Geschlechtshormone ist bestens untersucht.

Kleine Pflanzenkunde

Mönchspfeffer wächst im gesamten Mittelmeerraum als Strauch, der bis zu 6 Meter hoch werden kann. Die Blätter besitzen eine filzige Unterseite und wachsen an langen Stielen. Die Blüten – blau, manchmal auch rosa und süß duftend – bilden eine Art Ähre.

Der botanische Name stammt aus dem Lateinischen: »Vitex« bedeutet »geflochten und steht vermutlich dafür, dass die Pflanze sehr elastische Zweige hat. »Agnus« (»Lamm) und »castus« (»keusch«) umschreiben die Wirkung von Mönchspfeffer, dem seit der Antike nachgesagt wird, sexuelle Lüste einzudämmen. Davon zeugt auch der Beiname »Keuschlamm« (keusches Lamm). So wurden Männer und Frauen angeblich keusch wie Lämmer, wenn sie auf Mönchspfefferzweigen schliefen oder Zubereitungen aus den Früchten zu sich nahmen.

Auch die griechische Mythologie stützte den Glauben an Mönchspfeffer: Hera, Gattin von Zeus und Hüterin der Ehe, wurde unter einem Mönchspfefferbaum geboren. Und bei Festen zu Ehren der Fruchtbarkeitsgöttin Demeter, umgaben sich Frauen mit der Pflanze, um falschen Versuchungen widerstehen zu können.

Auch der Name »Mönchspfeffer« nimmt Bezug auf die Verwendung: Frühe Mönche nutzten seine scharfen Früchte als Pfeffergewürz und zur Stärkung der sexuellen Enthaltsamkeit.

Heilkräftige Wirkstoffe

In der Heilkunst werden die **getrockneten Früchte** des Mönchspfeffers verwendet. Daraus gewinnt man Extrakte, die **Iridoidglykoside, ätherische Öle, Alkaloide, Flavonoide** und **Terpene** enthalten. Diese Substanzen wirken aufs Hormonsystem, wie sich in Untersuchungen gezeigt hat. Sie senken den Prolactinspiegel, stellen ein gestörtes Gleichgewicht von Östrogen und Progesteron wieder her. Deshalb wirken Mönchspfeffer-Präparate bei Prämenstruellem Syndrom und Zyklusstörungen.

Historie

Die vielseitigen Wirkungen des Mönchspfeffers kannten bereits im frühen Mittelalter die Ärztinnen der berühmten Medizinschule in Salerno. Heute ist die Pflanze gut untersucht und man kennt ihre wirksamen Substanzen recht gut (siehe Kasten »Heilkräftige Wirklstoffe« Seite 51). Gemeinsam wirken diese regulierend auf die Geschlechtshormone, insbesondere auf das so genannte Prolaktin. Nach der Geburt eines Babys wird davon im Körper der Mutter viel ausgeschüttet, um die Milchbildung in Gang zu setzen. Außerhalb der Stillzeit bereitet ein zu hoher Spiegel eher Ärger, denn er ist für typische Beschwerden vor der Regel (Prämenstruelles Syndrom, PMS) oder in den Wechseljahren verantwortlich: Spannungsgefühl in der Brust, Gereiztheit, schlechte Stimmung, Verdauungsprobleme und Kreislaufstörungen.

Anwendung heute

■ **Gesundheit:** Mönchspfefferpräparate helfen gegen Beschwerden vor der Regel (PMS) oder in den Wechseljahren sowie bei verkürzten oder verlängerten Monatszyklen und Brustverspannungen (siehe Seite 100 und 102). Die Behandlung muss über längere Zeit (6 bis 12 Monate) durchgeführt werden, da die Wirkung nach und nach eintritt. Dafür sollte man nur Fertigpräparate (Tropfen, Kapseln) verwenden, damit die Dosierung optimal ist. Eine Teezubereitung ist nicht möglich.

Achtung: In der Schwangerschaft und Stillzeit darf Mönchspfeffer nicht angewendet werden.

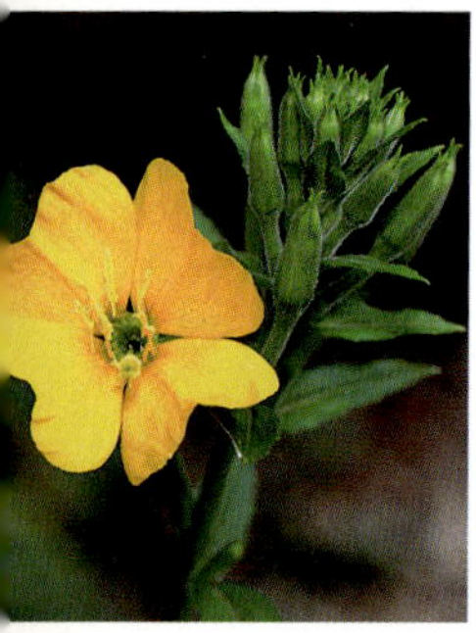

10

Nachtkerze

Oenothera biennis

Die Kraftvolle

Die wohlriechende Pflanze kam spät zu Ehren: Lange erkannte man nicht, welche Kräfte in ihr stecken und nutzte sie ausschließlich als Schmuck. Erst mit der Entdeckung ihres Ölgehalts wuchs ihre medizinische Bedeutung.

Kleine Pflanzenkunde

Bei uns ist die Nachtkerze erst seit dem 17. Jahrhundert bekannt. Damals kam sie aus ihrer Heimat Nordamerika nach Europa. Doch das Wissen über ihre Heilkraft wurde nicht mitimportiert. So wurde die zweijährige Pflanze (daher der Namenszusatz »biennis«) lange Zeit ausschließlich als wohlriechender Schmuck für botanische und private Gärten verwendet. Da die Nachtkerze, wie ihr Name schon sagt, erst am späten Abend ihre leuchtend gelben Blüten öffnet, strömt sie einen betörenden Duft aus, um die sehschwachen Nachtfalter zur Bestäubung anzulocken. Sie wird bis zu einem Meter hoch, wächst auf trockenem, steinigem Boden, bevorzugt an Bahndämmen, Straßenböschungen, Wegrändern und auch auf Ödland. Ihr botanischer Name »Oenothera« leitet sich vermutlich vom griechischen Wort für Wein ab, was daher rühren könnte, dass die Wurzel einen Weingeruch ausströmt.

Historie

Bei den Indianern hatte die Nachtkerze große Bedeutung als Kraftspenderin und Wunderheilerin. Die Frauen nahmen sie bei Menstruationsschmerzen und Unfruchtbarkeit. Sie heilten damit – auch bei Männern und Kindern – Magenverstimmungen, Fieberanfälle, Bauchschmerzen, Nierenreizungen. Sie setzten sie zur Wundheilung bei Verletzungen ein und linderten Prellungen und Schwellungen mit ihr. Die Wurzel wurde als Gemüse gekocht und galt als besonders kraftvoll, um Kranke wieder auf die Beine zu bringen und die Gesundheit zu schützen.
In Europa bekam die Nachtkerze erst die große Bedeutung, die sie heute hat, als entdeckt wurde, dass in ihren Samen ein bemerkenswertes Öl steckt. Es ist äußerst reich an essentiellen (lebensnotwendigen) Fettsäuren, die für viele Vorgänge im Organismus von großer Bedeutung sind. So sind diese etwa an der Bildung von Prostaglandinen beteiligt, Hormone, die wiederum sehr vielfältige Aufgaben im Organismus haben.
Für Frauen sind Prostaglandine vor allem bei der Regulierung und beim Ablauf der Menstruation von Bedeutung. Auch bei der Geburt eines Kindes unterstützen sie die Wehentätigkeit, das Öffnen des Muttermundes und die Einleitung der Geburt. Ein alter Hebammen-Tipp rät, den Muttermund kurz vor der Geburt mit Nachtkerzenöl einzureiben.
Darüber hinaus regulieren Prostaglandine auch den Blutdruck, senken das ungünstige LDL-Cholesterin im Blut, verbessern die Durchblutung, harmonisieren die Haut, halten das Immunsystem im Gleichgewicht und spielen eine Rolle bei der Sauerstoffversorgung.

Anwendung heute

- **Gesundheit:** Nachtkerzenöl ist bei prämenstruellen Beschwerden, Zyklusstö-

Heilkräftige Wirkstoffe

Bei der Nachtkerze kommen vor allem die ölhaltigen **Samen** zum Einsatz.
Als besonders heilkräftig gilt die **Gamma-Linolensäure** (GLA), die sie in großer Menge enthält. GLA wird normalerweise im Körper aus Linolsäure gebildet und ist u. a. eine Vorstufe von Prostaglandinen, die im Organismus vielfältige Aufgaben haben.

rungen und Wechseljahrsbeschwerden hilfreich (siehe Seite 100). Es wird als Nahrungsergänzungsmittel meist in Form von (Kapseln) mehrere Monate eingenommen, denn die Wirkung tritt erst nach einiger Zeit ein.

Eine besondere Bedeutung hat Nachtkerzenöl auch für die Haut bei Neurodermitikern. Experten vermuten, dass die Schuppungen, Rötungen und der Juckreiz bei dieser Erkrankung teilweise auf einen Mangel an Gamma-Linolensäure zurückzuführen sind. In solchen Fällen bringt eine Kur mit Nachtkerzenöl-Präparaten meist gut Erfolge.

■ **Schönheit:** Nachtkerzenöl tut der Haut auch von außen gut, weshalb es in Cremes, Lotionen und Duschölen enthalten ist. Es schützt die Haut vor zu großem Feuchtigkeitsverlust, macht sie geschmeidig und fördert die Zellregeneration.

■ **Achtung:** Wer an einer Anfallskrankheit leidet (Epilepsie) oder Medikamente nimmt, die auch bei Anfallskrankheiten wirken, darf Nachkerzenöl nicht anwenden, und zwar weder innerlich noch äußerlich. Es könnte Anfälle auslösen.

Auch Schwangeren und stillenden Müttern wird von der Anwendung aus Gründen der Vorsicht abgeraten.

Gelegentlich können Übelkeit, Durchfall oder Kopfschmerzen auftreten. Dann sollte man kein Nachtkerzenöl verwenden. Allergische Reaktionen sind jedoch äußerst selten.

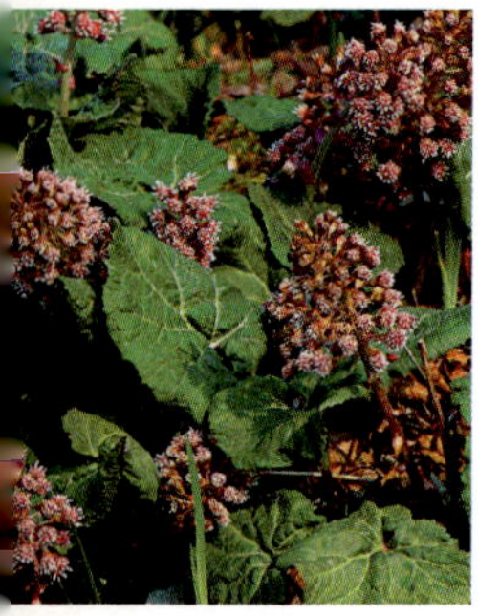

20

Pestwurz

Petasites hybridus

Die Behüterin

Einst wurden ihre riesigen Blätter als Kopfschmuck getragen. Später errang sie Bedeutung als Mittel gegen die Pest. Heute kennt und schätzt man sie vor allem in der Pflanzenmedizin mit entkrampfender Wirkung.

Kleine Pflanzenkunde

Die Pflanze wächst fast überall in Europa und in Westasien, bevorzugt auf feuchten Böden, z. B. an Bach- und Flussufern. Sie ist leicht zu erkennen an den weißen bis rosafarbenen, rispenartigen Blütenständen und an den großen grünen Blättern, die nach der Blüte den Boden bedecken. Die Blütenstängel können je nach Standort 15 bis 100 Zentimeter hoch werden. Den botanischem Namen hat die Pflanze von ihren großen Blättern – sie werden bis zu 30 Zentimeter im Durchmesser und wachsen erst nach der Blüte. Damit gehören sie zu den größten Blättern unserer Flora. »Petasos« heißt im Griechischen ein großer Hut mit breiter Krempe, im Lateinischen »Petasus«. Sowohl Römerinnen wie Griechinnen der Antike nutzten diese Blätter als Kopfbedeckung und Sonnenschutz. Auch Schafhirten und der griechische Gott Hermes (der römische Merkur) haben laut alter Sagen die Blätter als Hüte benutzt. Auch heute kann man gelegentlich Kinder sehen, die ein Pestwurzblatt gepflückt und sich auf den Kopf gestülpt haben. Der lateinische Zusatz »hybridus« steht für »gekreuzt« und meint die züchterische Kreuzung mit einer anderen Pflanze.

Historie

Schon in der Antike war die krampflösende Wirkung der Pestwurz bekannt und die Frauen setzten sie bei Menstruationskrämpfen, Harnwegsproblemen und gegen Migräne ein.
Im Mittelalter hat die Pflanze aus der Familie der Korbblütler dann ihren heutigen Namen erhalten: Pestwurz. Denn sie galt als probates Mittel gegen die furchtbare Seuche Pest. Der Wurzelsud sollte zusammen mit Harn und Schweiß die Krankheit aus dem Körper der Pestopfer treiben.
Später wurde sie auch als Mittel gegen krampfartige Herzschmerzen oder als Schönheitswässerchen für höher gestellte Damen geschätzt. Die entkrampfende Wirkung der Pestwurz ist auch in der heutigen Pflanzenmedizin unbestritten.

Anwendung heute

- **Gesundheit:** Gegen Migräne als vorbeugende Kur in Form eines Fertigpräparates hat Pestwurz heute eine nachgewiesene Wirkung. Für andere Krankheiten ist das Präparat bisher jedoch nicht offiziell zugelassen..

Achtung: Obwohl industriell hergestellte Pestwurz-Präparate frei von giftigen Inhaltsstoffen sind, raten Hersteller, die Arznei nicht länger als 3 Monate im Jahr anzuwenden. Während Schwangerschaft und Stillzeit darf sie überhaupt nicht genommen werden. Auch Kindern darf die Arznei aus Sicherheitsgründen nicht gegeben werden.

Heilkräftige Wirkstoffe

Für medizinische Zwecke wird von der Pestwurz die **Wurzel** verarbeitet.
Der Hauptwirkstoff **Petasin** wirkt sehr stark krampflösend. Wie man heute weiß, enthält Pestwurz neben **Schleim- und Bitterstoffen** auch giftige **Pyrrolizidinalkaloide.** Diese Stoffe stehen im Verdacht die Leber zu schädigen und Krebs auszulösen. Dennoch muss man auf die Heilkraft der Pflanze nicht verzichten. Aber man darf sich nicht einen Tee aufbrühen, sondern nur industriell hergestellte Präparate verwenden. Aus diesen wurden die giftigen Anteile entfernt.

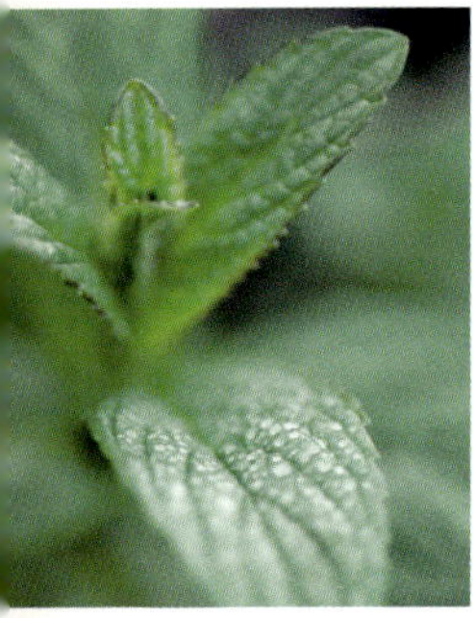

21 Pfefferminze

Mentha x piperita

Die Nymphe

Sie gehört weltweit zu den bekanntesten Heilpflanzen, wächst fast überall und ist wegen das frischen, angenehmen Aromas besonders geschätzt. Ihre Urform kannte man sogar schon bei den alten Ägyptern.

Kleine Pflanzenkunde

Pfefferminze ist eine Kreuzung, vermutlich aus grüner oder krauser Minze und Wasserminze. Wann die Pflanzenkreuzung erstmals auftrat, darüber gibt es nur Vermutungen, die meist das späte Mittelalter als Geburtszeitraum benennen. Andere Minzarten waren schon vor mehr als 3000 Jahren bei den Ägyptern bekannt.

Die Pflanze aus der Familie der Lippenblütler wächst vorwiegend kultiviert in Gärten, auf Balkonen und Fensterbänken. Manchmal findet man sie auch ausgewildert an Bachufern oder feuchten Waldrändern. Pfefferminze bevorzugt ein gemäßigtes Klima. Sie kann bis zu 90 cm hoch werden, meist erreicht sie aber nur 30 bis 50 cm Höhe. An kantigen Stängeln befinden sich dunkelgrüne, fein gesägte Blätter. Zerreibt man eines zwischen den Fingern, entströmt ihm der intensive Duft. Pfefferminze vermehrt sich durch Wurzelausläufer.

Göttliche Geliebte

Ihren botanischen Namen hat die Pfefferminze von Minthe, einer Nymphe aus der griechischen Mythologie. Sie war so wunderschön, dass sich Hades, der Gott der Unterwelt unsterblich in sie verliebte. Seine Angetraute Persephone, die zwar nur einen Teil des Jahres bei ihm lebte, war darüber so eifersüchtig, dass sie Minthe tötete. In manchen Schriften heißt es, Minthe wurde daraufhin als wunderbar

Heilkräftige Wirkstoffe

Für medizinische Zwecke werden die **Blätter** der Pfefferminze verwendet, man kann sie praktisch das ganze Jahr über ernten. Für Pfefferminzöll wird oft auch das ganze **Kraut mitsamt der Blüten** verarbeitet.

Die heilsamen Inhaltsstoffe der Pfefferminze sind vor allem **ätherische Öle** (u.a. Menthol), **Gerbstoffe, Bitterstoffe, Flavonoide, Enzyme** und **Säuren**. Die Inhaltsstoffe wirken antibakteriell, beruhigend, entzündungshemmend, krampflösend, schmerzstillend, keimtötend, galletreibend und anregend.

duftendes Kraut wiedergeboren. Nach anderen antiken Autoren hat Persephone sie gleich in eine Pflanze verwandelt.
Der lateinische Zusatz »piperita« bedeutet »pfeffrig« und meint das Aroma.

Historie

Auch die antiken Römer kannten die Minze und brachten sie auf ihren Feldzügen ins nördliche Europa.
In zahlreichen Kulturen gehörte Pfefferminze zu Liebe, Geburt und Tod. Von den alten Ägyptern ist überliefert, dass sie ihren Toten Kräutersträuße mit auf den Weg in die andere Welt gaben, in die Minze eingeflochten war. In anderen Kulturen bekamen gebärende Frauen frische Minzezweige aufs Kopfkissen gelegt oder ein Glas Pfefferminzlikör, um die Geburt zu erleichtern. Im Mittelalter wurde Pfefferminze in Liebestränken und geheimnissvollen Mitteln verarbeitet, die die sexuelle Lust steigern sollten. Auch gegen die Pest wurde sie eingesetzt.

Hilfreich und vielfältig

Schon früh waren die vielfältigen Einsatzmöglichkeiten bekannt. Magen- und Gallenstörungen wurden mit Pfefferminze behandelt, Herz und Nerven angeregt, Ohnmachten und Kopfschmerzen geheilt. Bei Husten und Grippe wurde Pfefferminz-Öl auf den Körper gerieben oder ganze Büschel der Pflanze wurden aufs Kopfkissen gelegt. Sebastian Kneipp empfahl vor mehr als hundert Jahren, bei Kopfschmerzen Minz-Kräuter auf die Stirn zu binden. Auch gegen Verdauungsstörungen setzte er Pfefferminze ein.

Anwendung heute

- **Gesundheit:** Pfefferminze beruhigt den Magen, wirkt entkrampfend bei Blasen- und Darmbeschwerden (siehe Seite 75 und 79), Blähungen und Erbrechen. Die Pflanze regt die Gallensaftproduktion an (siehe Seite 84) und hilft bei Zahnfleischentzündung. Auch bei einer Erkältung und Husten hilft Pfefferminze.

In aller Regel wird Pfefferminze als Tee getrunken. Es gibt im Handel auch fertige Teemischungen sowie Tinkturen, Pastillen und Badezusätze (vor allem in Erkältungsbädern).
Das ätherische Öl der Pfefferminze hilft bei Kopfschmerzen und Migräne. Es ist auch in Präparaten zur Reizdarmbehandlung sowie in Erkältungsmitteln und Mitteln gegen verschiedene Magen-Darm-Beschwerden enthalten.

- **Genuss:** In der Küche: Pfefferminze ist wegen ihres aromatisch frischen Geschmacks ein beliebtes Küchenkraut, verfeinert Salate und Saucen. Auch in Likören, Kaugummis, Zahncreme und Bonbons ist Pfefferminze zu finden.

Achtung: Pfefferminze kann bei empfindlichen Menschen zu Reizerscheinungen im Magen führen, wenn sie zu viel oder zu lange davon konsumieren. In solchen Fällen sollte man auf Pfefferminze verzichten oder nur sehr wenig oder evtl. eine mildere Minzsorte anwenden.
Schwangere sollten auf Pfefferminze verzichten. Während der Geburt kann sie jedoch hilfreich sein und die Wehentätigkeit unterstützen.

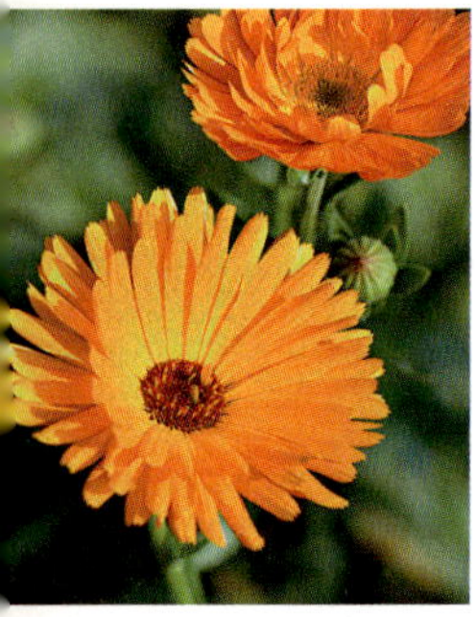

22

Ringelblume

Calendula officinalis

Die Fröhliche

Trotz eher strengen Geruchs hat die blühende Schönheit schnell die Herzen aller Kräuterkundigen erobert: Ihre Vielseitigkeit und Sanftmut werden schon seit der Antike für Wundheilung und Schönheit genutzt.

Kleine Pflanzenkunde

Es kennt sie einfach jeder, die hübsche, mit ihren Blütenkörben fröhlich sonnengelb bis orange strahlende Ringelblume, die im Volksmund auch »Goldblume« genannt wird. Sie gehört zu den bekanntesten Heilpflanzen überhaupt. Verbreitet im gesamten Mittelmeerraum sowie im mittleren und nördlichen Europa, wird sie auch in Ägypten, Ungarn, der Slowakei und in Deutschland für medizinische und kosmetische Zwecke kultiviert.

Ihr fröhliches, sonniges Aussehen, ihre monatelange Blütezeit und ihre vielen sanften Heilwirkungen haben dazu geführt, dass niemand der Ringelblume je ihren strengen Geruch übel genommen hätte. Sie wächst, ja wuchert auf beinahe jedem Boden und ist insgesamt eine recht anspruchslose Pflanze, die gern an sonnigen Plätzen, in Gärten, auf Schuttbergen, an Wegen und Zäunen gedeiht. Ihre Allgegenwart soll früher dazu beigetragen haben, dass sie eine gerne gepflückte Blume in kostengünstigen Sträußen für die Angebetete war, was ihr den Beinamen »Studentenblume« eintrug.

Sie zeigt Tag und Nacht an

Der eigenartig, wie eine zusammengerollte Raupe geringelte Samen hat ihr wohl den deutschen Namen gegeben. Da die Ringelblume sehr lange blüht, war und ist sie heute noch ein Symbol der Unvergänglichkeit und des ewigen Lebens. In manchen Gegenden wird sie daher gerne auf Gräber gepflanzt und ist als »Totenblume« bekannt.

Weil sie über Monate, bis in den späten Herbst, immer wieder neue Blüten austreibt, erhielt sie möglicherweise ihren botanischen Namen: »Calendula« von lateinisch »calundae«, d.h. erster Tag im

Heilkräftige Wirkstoffe

In der Kräutermedizin werden ausschließlich die **Blüten** der Ringelblume verwendet. Sie sind reich an **Carotinoiden, ätherischen Ölen, Flavonoiden, Saponinen** und **Polysacchariden**. Sie wirken entzündungshemmend und fördern die Wundheilung.

Monat – sie blüht viele erste Monatstage im Jahr. Vielleicht rührt der Name aber auch vom »kleinen Kalender«, weil sie durch Öffnen und Schließen ihrer Blüten Tag und Nacht anzeigt. Der Zusatz »officinalis« bedeutet, dass die Pflanze offiziell als Heilmittel anerkannt ist.

Historie

So bekannt die Korbblütlerin heute ist, so bekannt war sie auch in früheren Zeiten. Und sie war immer eine Blume der Frauen und der Liebe. Die Frauen des alten Ägypten erwarteten von der Ringelblume ewige Jugend, Römerinnen nahmen ihre färbenden Blüten als Safran-Ersatz für ihre Speisen, antike Griechinnen brauchten sie für ihren Liebeszauber.
In der Antike färbten sich die Frauen die Haare mit den Blüten der Ringelblume. Das wird durch ihren hohen Anteil an Carotinoiden möglich.
In vielen Kulturen und Zeiten galt die Ringelblume als Symbol für Anmut und Schönheit, Liebe und Treue. Der Brauch, beim Abpflücken der einzelnen Blütenblätter »er liebt mich, er liebt mich nicht« zu fragen, ist noch heute bekannt.

Liebesblume mit Heilkraft

Im Mittelalter galt die Ringelblume als Helferin der Frauen bei der Entbindung, weil sie die Wehen verstärkt und dem Kind schneller nach außen verhilft. Sie wurde auch eingesetzt, wenn die Menstruation nicht regelmäßig kam oder insgesamt zu schwach war.
Als Liebesblume wurde die Ringelblume getrocknet, gemahlen und mit Honig vermischt als magische Salbe verwendet, die dazu verhelfen sollte, den Liebsten zu finden. Frauen, die in ihren Träumen Ringelblumen sahen, wurden von dem Mann geliebt, der in dem Traum vorkam, so ein volkstümlicher Aberglaube.
Hildegard von Bingen riet zu Gebrauch von Ringelblume in Form von Saft bei Vergiftungen oder als Teig oder Fettsalbe gegen Kopfgrind.

Anwendung heute

■ **Gesundheit:** Die Extrakte der Ringelblumen werden zur Förderung der Wundheilung in Salben verwendet. Wer etwa zu rissigen, spröden Händen oder Schrunden an den Fußsohlen neigt, sollte die Haut regelmäßig mit Ringelblumensalbe eincremen. Auch wunde Brustwarzen, etwa bei stillenden Müttern, können mit Ringelblumensalbe heilen. Ringelblumensalbe eignet sich zudem zur Narbenpflege, denn sie lindert die Beschwerden und fördert sanft die Heilung.
Calendulaessenz ist als Gurgelmittel bei Schleimhautentzündungen im Mund oder Rachen hilfreich.

■ **Schönheit:** Ringelblume ist gut für gesunde, glatte, frische Haut, volle glänzende Haare (siehe Seite 114 ff.) und ist bei Blonden ähnlich wie Zitrone oder Kamille zur Farbauffrischung geeignet.

Tipp: Zu den größten Vorteilen der Ringelblume gehört ihre Sanftheit und gute Verträglichkeit bei gleichzeitig hoher Wirksamkeit. Calendula ist so sanft, dass es sogar von Babys vertragen wird.

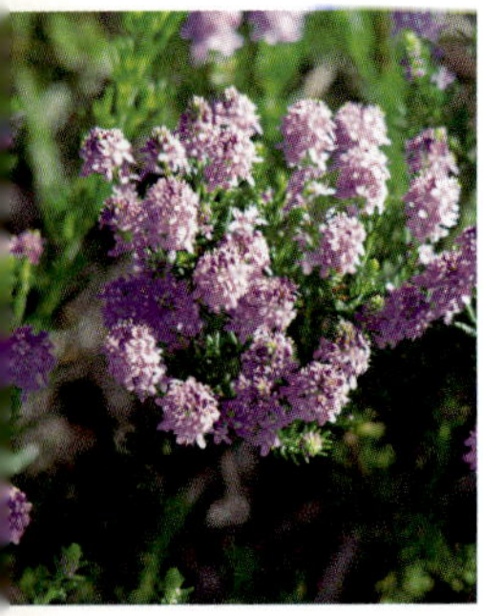

Rosmarin

Rosmarinus officinalis

Der duftende Kluge

Aphrodite, die Göttin der Liebe, Schönheit und Begierde, soll einst das Kraut den Menschen gebracht haben. Sein Duft betört jedoch nicht nur Liebende, sondern stärkt auch das Gedächtnis und fördert die Konzentrationsfähigkeit.

Kleine Pflanzenkunde

Fast jeder kennt heute Rosmarin, das duftende Kraut aus dem Mittelmeerraum, als Gewürz. Doch kaum jemand weiß, welch wunderbares und traditionsreiches Heil-, Zauber-, Frauen- und Liebesmittel es ist. Der bis zu einem Meter hohe, immergrüne Strauch aus der Familie der Lippenblütler (Lamiaceae) wächst bevorzugt in warmen (Küsten-) Gegenden, z.B. in Italien, Südfrankreich, Spanien und Griechenland, denn er braucht zum Gedeihen viel Wärme und Sonne, was er auf unseren Balkonen und Fensterbänken zum Leidwesen vieler Hobby-Balkon-Gärtnerinnen leider nicht bekommt.
Rosmarin kam zur Römerzeit oder im frühen Mittelalter mit den Mönchen nach Mitteleuropa. In frühen Schriften wird er als »ros marinus« bezeichnet, was übersetzt »Tau des Meeres« bedeutet, und mit dem lateinischen Namen »rosmarino« ins Deutsche übernommen wurde.

Im Brauchtum verwurzelt

Aus dem südlichen Europa sind zahlreiche alte Bräuche und Sagen rund um den Rosmarin bekannt. So wird Rosmarin beispielsweise in manchen Gegenden Griechenlands von Studenten noch heute vor Prüfungen abgebrannt. Denn der Duft stärkt Gedächtnis und Konzentrationsfähigkeit. Auch bei Hochzeiten und Geburten spielte Rosmarin immer eine wichtige Rolle – als Zaubermittel für Liebe, Treue und Jugend. In vielen Gegenden wurde und wird deshalb der Brautkranz aus Rosmarin geflochten, damit die Liebe ewig hält. Das hat Rosmarin auch den volkstümlichen Beinamen »Kranzkraut« eingebracht.
Auch in christlichen Legenden tauchte der Rosmarinstrauch auf. So soll Maria auf der Flucht nach Ägypten ihren Mantel über einen Rosmarinstrauch gebreitet haben, der sich seither mit himmelblauen Blüten schmückt.
In einigen Gegenden Belgiens galt Rosmarin lange Zeit als Ursprung des Lebens, dort wurden die Nachkommen nicht »vom Storch gebracht«, sondern aus einem Rosmarinstrauch herausgeholt.

Historie

Natürlich waren die Kräfte auch schon früh im nördlichen Europa, etwa bei den keltischen Hexen bekannt. Spätestens die Klostermedizin entdeckte ihn im 9. Jahrhundert als Heilpflanze – gegen Erschöpfung und Schmerzen. Sogar auf den kai-

serlichen Gütern von Karl dem Großen wurde Rosmarin angebaut. Im 15. Jahrhundert galt er gar als wundertätige Pflanze, die bei allen Leiden hilft, von Appetitlosigkeit bis Rheuma.
Rosmarin galt lange Zeit als wichtige Waffe gegen böse Dämonen, begleitete die Menschen von der Geburt bis in den Tod. In manchen Gegenden stecken sich noch heute Sargträger ein Rosmarinsträußchen ans Revers.
In Liebesdingen galt er fast überall als Verführer, Anreger für die Sinne und Garant für Treue. Antike römische Paare steckten bei der Hochzeit einen Rosmarinzweig in die Erde. Wuchs er an, verhieß das Glück für die Ehe, wuchs er nicht, hält die Partnerschaft nicht lange, so glaubte man.

Anwendung heute

■ **Gesundheit:** Als Kreislauftonikum ist Rosmarin wissenschaftlich anerkannt (siehe Seite 94). Ebenso als Mittel bei Erschöpfungszuständen, Verstauchungen und Magen-Darm-Problemen. Auch nervöse Gereiztheit während der Wechseljahre oder Unterleibskrämpfe bei der Menstruation lassen sich mit Rosmarin behandeln. Bei der Entbindung wird Rosmarin als wehenförderndes Mittel eingesetzt. Rosmarin kann als Tee oder auch als Öl angewendet werden.

Achtung: Während der Schwangerschaft wird von einer Verwendung abgeraten, um vorzeitige Wehen zu verhindern.

■ **Schönheit:** Rosmarin war bereits sehr früh auch als Schönheitsmittel bekannt und wurde für Schönheitswässerchen, Badezusätze, Lotionen gebraucht. Auch heute findet sich Rosmarin in vielen kosmetischen Produkten. Berühmtestes Beispiel: Kölnisch Wasser. Aber auch in Parfüms, Seifen und Haarspülungen leistet Rosmarin gute Dienste für die Schönheit (siehe Seite 114 f.).

■ **Genuss:** Rosmarin ist ein sehr aromareiches Küchenkraut. Er passt am besten zu Fleisch, Geflügel, Fisch und sommerlichen Gemüseeintöpfen.

Heilkräftige Wirkstoffe

Verwendet werden beim Rosmarin die nadelartigen **Blätter,** die bereits beim Pflücken einen wunderbar würzigen Duft verströmen.
Eine Vielzahl von Inhaltsstoffen macht Rosmarin so wertvoll für Gesundheit, Schönheit und Wohlbefinden: Hauptwirkstoff ist **ätherisches Öl,** in dem sehr viel **Campher** steckt. Zudem sorgen **Gerb- und Bitterstoffe, Flavonoide** sowie **Triterpensäuren** für entkrampfende, äußerlich durchblutungsfördernde sowie den Kreislauf und die Nerven anregende Wirkungen.

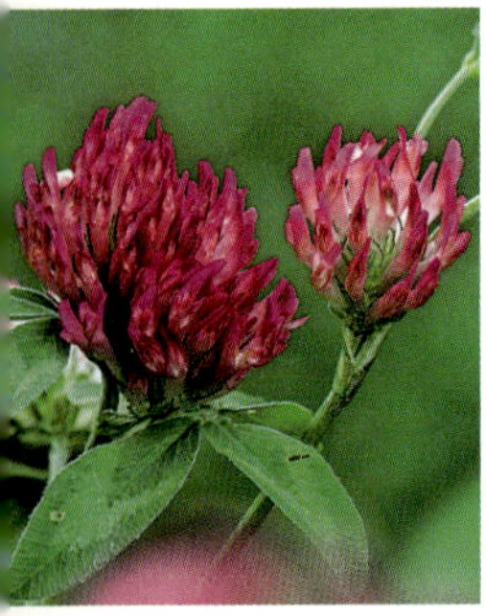

24

Rotklee

Trifolium pratense

Der Glücksbringer

Schon die Kelten kannten seine magischen Kräfte, die auch heute noch als vierblättriges Kleeblatt allerorten Glück verheißen. In der modernen Naturmedizin wird er wegen seines Gehalts an Phytohormonen geschätzt.

Kleine Pflanzenkunde

Rotklee, auch Wiesenklee genannt, ist eine seit Jahrhunderten in Europa und Asien kultivierte Futterpflanze. Trotz allem haben die Menschen früher diese Pflanze nicht allein den Tieren auf der Weide oder im Stall überlassen.

Vermutlich wussten bereits die Kelten über magische und Heilkräfte des Rotklees auch für den Menschen. Ein Relikt davon kennen wir noch heute: Das vierblättrige Kleeblatt. Es ist traditionell ein wichtiger Glücksbringer – vermutlich weil es so selten vorkommt. Denn eigentlich besitzt Rotklee, der zu den Lippenblütlern (Leguminosae) gehört, nur dreiteilige Blätter. Daher auch der botanische Name »Trifolium«, der durch die Standortbezeichnung »pratense« (lat. »pratum« heißt »Wiese«) ergänzt wird.

Rotklee wird etwa 15 bis 40 cm hoch. Mit seiner weithin sichtbaren rosa bis rot-violett leuchtenden Blüte ist er ein auffälliges Wiesenkraut, das vom späten Frühjahr an den ganzen Sommer über blüht.

Historie

In Schriften aus dem 16. Jahrhundert wird Rotklee bereits als Heilmittel bei »Weißfluss der Frauen« erwähnt. Abkochungen der Blüten wurden damals auch gegen Durchfall, Bronchitis, Magenverstimmung und Erkältung empfohlen.

In der überlieferten Volksmedizin galt Rotklee als blutreinigend. Auch eine Nerven beruhigende Wirkung wurde ihm zugesprochen, sogar die Stimmung sollte er aufhellen – insbesondere bei älteren Frauen oder während der Menstruation.

Bereits im Mittelalter und wahrscheinlich

Heilkräftige Wirkstoffe

Rotklee wird in der Kräutermedizin als **ganze Pflanze** eingesetzt. Extrakte werden meist nur aus den **Blütenköpfen** gewonnen.

Er enthält neben **Flavonoiden, Phenolsäuren** (z. B. schmerzlindernde Salicylsäure), **Sitosterinen** und **Fettsäuren** auch **Isoflavonoide,** die ähnlich wie Östrogene wirken.

auch schon viel früher war Rotklee als Arznei bei Entzündungen und Pilzbefall der Scheide bekannt. Er galt als »Aufweicher« von harten Knoten, wurde gegen Geschwüre, Ekzeme, Schuppenflechte und geschwollene Drüsen eingesetzt.

Modernes Phyto-Hormon

Seit die Inhaltsstoffe mit modernen Methoden untersucht worden sind, ist klar, warum Rotklee ein so wirkungsvolles Frauenkraut ist. Er enthält unter anderem so genannte Isoflavonoide und von diesen Stoffen, die etwa auch in Soja-Bohnen enthalten sind, ist bekannt, dass sie hormonähnliche Wirkungen haben. Sie werden als Phyto-Hormone oder Phyto-Östrogene bezeichnet (Phyto=Pflanzen). Pflanzen mit diesen Inhaltsstoffen gelten als natürliches Mittel bei Wechseljahrs- und Menstruationsbeschwerden. Es sind vor allem Nahrungsergänzungsmittel damit auf dem Markt. Ob diese Pflanzenhormone auch ähnliche Nebenwirkungen wie im Labor hergestellte Hormone haben und wie ihre genaue Wirkungsweise ist, wird noch untersucht.

Anwendung heute

- **Gesundheit:** Rotkleetee und -Fertigpräparate wirken hormonausgleichend in den Wechseljahren (siehe Seite 106 f.).

Achtung: Bei längerer Einnahme mit der Frauenärztin absprechen!

Salbei

Salvia officinalis

Der Gesunde

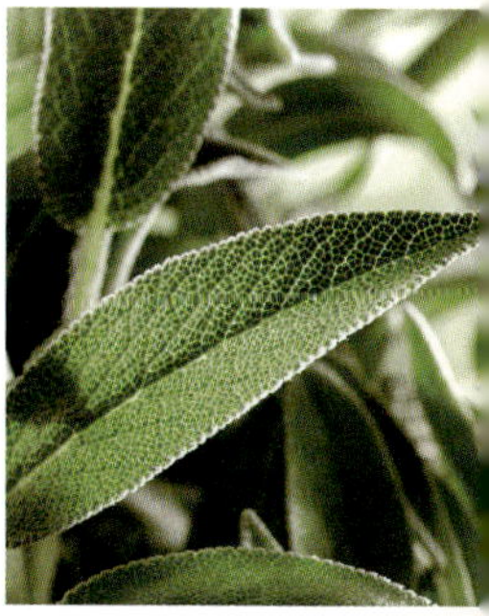

Seit frühester Zeit schätzen Menschen Salbeiblätter als Gesundheitskräuter. Ein mittelalterliches Sprichwort bringt seine Bedeutung auf den Punkt: »Warum sollte der Mensch sterben, so lange Salbei in seinem Garten wächst?«

Kleine Pflanzenkunde

Die Pflanze mit den samtartigen Blättern fällt auf: Die rasch verholzenden Stiele tragen grünlich-graue Blätter, deren typischer Duft sich erst entfaltet, wenn man sie mit den Fingern reibt. Von Mai bis September bringt die Pflanze kleine bläulich-violette Blüten hervor, die Nektar und Pollen suchende Insekten anziehen.

Es gibt viele verschiedene Salbei-Arten. Für medizinische Zwecke wird der »Echte Salbei« eingesetzt. Er wird deshalb auch »Edelsalbei« und »Königssalbei« genannt. Aufgrund des Wuchsortes heißt er zudem auch »Gartensalbei«.

Die Pflanze aus der Familie der Lippenblütler hat ihre Heimat im Mittelmeerraum, wächst aber auch bei uns, allerdings nur an sonnigen Plätzen.

Die Bedeutung des botanischen Namens »Salvia« und der deutschen Bezeichnung »Salbei« wird anhand der Übersetzung deutlich: »Salvere« ist Lateinisch und heißt so viel wie »gesund sein«. Der Zusatz »officinalis« bedeutet, dass die Pflanze als Heilmittel offiziell anerkannt ist.

Historie

Salbei war schon in der Antike bekannt, als eines der wichtigsten Gesundheits- und Frauenkräuter, die den Menschen ein Leben lang begleiten. Auch kannte und schätzte man Salbei als beliebtes und wohlschmeckendes Küchenkraut.

In alten Hochkulturen war Salbei Sinnbild für ewiges Leben. Die Pflanze galt gleichzeitig als universelles Heilmittel, als Zaubermittel und als Liebesmittel. Salbei war Ambrosia für die Götter und verhalf den Menschen zu einer glücklichen Geburt. Im antiken Griechenland wurde die Pflanze zur Anregung der Menstruation ebenso eingesetzt wie als harntreibendes Mittel oder zur Wundheilung und Blutstillung – universal eben.

Zur Zeit als die Heilkunde bei den Klöstern lag und das gesamte Mittelalter hindurch hatte Salbei ein so hohes Ansehen, dass er gegen alle Gebrechen als geeignet erschien. Egal, ob Husten, Schwindel, Epilepsie, Geschwüre oder Verdauungsstörungen – Salbei konnte alles heilen. Im 16. Jahrhundert wurden sein Kräfte auch für die Schönheit genutzt und mit den Blättern auch die Zähne geputzt.

Anwendung heute

- **Gesundheit:** Bei Halsschmerzen, Entzündungen am Zahnfleisch, Verdauungsproblemen ist Salbei das Naturmittel der Wahl. Lassen sich starke Hitzewallungen in den Wechseljahren nicht mit Pflanzen kurieren, so hilft Salbei jedoch bei übermäßigem Schwitzen vor und nach den Wechseljahren (Seite 106). Seine Wirkungen bei diesen Beschwerden sind sogar streng wissenschaftlich anerkannt.

Salbei wird als Tee, als Badezusatz und als ätherisches Öl eingesetzt.

In der Volksmedizin hat er in allen Lebensphasen einer Frau seine Bedeutung, wenn auch bis heute für manche Anwendungsgebiete die wissenschaftlichen Wirknachweise fehlen. Bei Zyklusstörungen und Unterleibskrämpfen hilft Salbeitee.

Heilkräftige Wirkstoffe

Beim Salbei werden ausschließlich die grünlich-grauen **Blätter** mit dem leicht bitter-pikanten Geschmack verwendet.

Die Inhaltsstoffe von Salbei sind **ätherisches Öl, Gerb- und Bitterstoffe** sowie **Flavonoide.** Nachgewiesene Wirkungen: Bakterien und Viren hemmend, zusammenziehend (adstringierend), Verdauung fördernd und Schweiß hemmend.

Wünscht sich die Frau ein Baby, kann sie mit Salbei ihre Fruchtbarkeit steigern. Salbeitee hilft Müttern beim Abstillen, denn er reduziert die Milchmenge.

Achtung: Während der Schwangerschaft und Stillzeit sollte Salbei nicht angewendet werden. Generell ist bei dem Kraut auf die Dosis zu achten. denn es enthält große Mengen des Salbeiöls Thujon. Das ist zwar für die antiseptische und Blähung treibende Wirkung von Salbei verantwortlich. Leider ist es aber in zu hoher Dosierung giftig und kann zu Sehstörungen, Schwindel, Herzjagen und Mundtrockenheit führen. Deshalb keine größeren Mengen (mehr als 15 Gramm) auf einmal und auf keinen Fall länger als 4 Wochen hintereinander einnehmen.

■ **Schönheit:** Unreine Haut klärt sich nach einem Gesichtsdampfbad mit Salbei. Auch in Hautpflegelotionen für fettige, unreine Haut ist er wichtiger Bestandteil (siehe Seite 118). Die Pflanzensubstanzen reduzieren hierbei eine übermäßige Talgproduktion der Haut und Kopfhaut.
Salbei ist auch in Shampoos und Spülungen enthalten: dunkle Haare werden noch schöner, Schuppen verschwinden durch Salbei (siehe Seite 116).

■ **Genuss:** Salbei passt als Küchenkraut sehr gut zu Fleisch, Fisch und Suppen.

26

Schafgarbe

Achillea millefolium

Die Nervenstarke

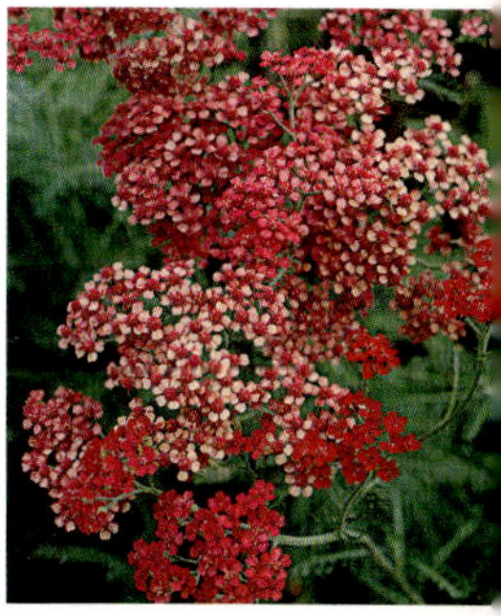

Das Kräutlein mit den tausend Miniblüten hat einen erstaunlichen Wandel hinter sich: Einst ein typisches Männerkraut im Einsatz gegen kriegerische Verletzungen, mauserte es sich bis heute zum absoluten Frauenkraut.

Kleine Pflanzenkunde

Die Schafgarbe ist eine schlichte Wiesenblume und kommt aus der Familie der Korbblütler. Sie wächst überall auf den Wiesen, ist sehr weit verbreitet und muss nicht extra kultiviert werden. Mit Schafen hat ihr Name nur so viel zu tun, dass sie zu den Leibspeisen dieser Tiere gehört.
Ihr botanischer Name »Achillea« sowie der volkstümliche Name »Achilleskraut« erinnern an den Helden der griechischen Mythologie Achilleus. Er soll der Sage nach einem Freund nach einer Schlacht mit der Pflanze das Leben gerettet haben, weil er damit seine Wunden behandelte. Der Anhang »millefolium« bezieht sich vermutlich auf die zahlreichen zarten kleinen Blütenblätter – wie auch der deutsche Name »Tausendblatt«. Er erinnert zudem an eine andere Überlieferung, nach der die Blütenblätter zarte

Symbole für die üppig-betörenden Augenbrauen der Göttin Venus sind.
Weitere volkstümliche Namen für die Schafgarbe entspringen v.a. ihrer medizinischen Verwendung und sind »Blutstellkraut«, »Blutkraut«, »Bauchwehkraut«, »Frauenkraut« oder »Wundkraut«.

Historie

Während in der Antike die Schafgarbe wegen ihrer blutstillenden und wundheilenden Wirkung ein Männer-, nämlich ein Kriegerkraut war, wurde sie im Mittelalter in den Kräuterbüchern bereits als Frauenkraut geführt zur Zyklusregulierung und gegen zu starke Blutungen.
Hildegard von Bingen empfahl Schafgarbe bei äußerlichen und innerlichen Verletzungen und gegen Augenkrankheiten.
In der Volksmedizin galt sie auch als weit verbreitetes Mittel gegen Zahnschmerzen, Bauchweh, Frauenleiden und Verdauungsstörungen aller Art.

Anwendung heute

- **Gesundheit:** Hilfreich ist die innerliche Anwendung, z.B. als Tee bei Appetitlosigkeit und zur Verdauungsanregung durch Steigerung des Galleflusses Siehe Seite 83). Ihre entkrampfende Wirkung macht man sich zunutze bei krampfartigen Beschwerden im Magen-Darm-Bereich, bei Unterleibskrämpfen sowie bei Beschwerden vor und während der Menstruation (siehe Seite 105).

Bei Menstruationsstörungen sowie bei Unterleibsbeschwerden ohne organische Ursache helfen auch Sitzbäder mit Schafgarbe (siehe Seite 105).
Oberflächliche Hautwunden oder auch Sonnenbrand lassen sich gut mit Schafgarbe-Umschlägen behandeln. Innerliche und äußerliche Anwendung von Schafgarben-Tee sollen auch die Venen in den Beinen kräftigen und bei ihrere Arbeit, das Blut zum Herzen zurückzupumpen, unterstützen können.

Achtung: Empfindliche Menschen oder Allergiker, die auf Korbblütler reagieren, müssen bei Schafgarbe aufpassen. Sie kann Hautreizungen auslösen und die Lichtempfindlichkeit der Haut erhöhen. Während der Schwangerschaft soll Schafgarbe aus Gründen der Vorsicht grundsätzlich nicht angewendet werden.

Heilkräftige Wirkstoffe

In der Kräuterheilkunde werden vor allem die **Blüten** der Schafgarbe sowie die zarten **Blätter** der Pflanze verwendet. Sie enthalten die meisten Wirkstoffe.
Die wirksamen Inhaltsstoffe der Schafgarbe sind **ätherische Öle, Flavonoide** sowie **Sesquiterpene.** Sie lösen Krämpfe, hemmen Entzündungen, wirken antibiotisch, stillen Schmerzen und den Blutfluss von Wunden.

Schöllkraut

Chelidonium majus

Das Mauerblümchen

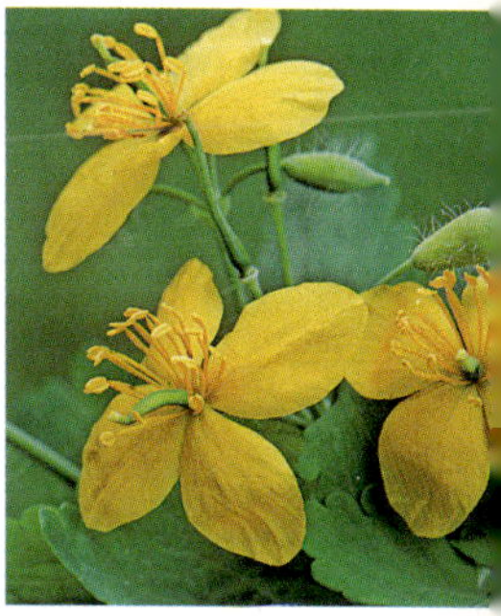

Die anspruchslose Schönheit hat es in sich: In der Volksmedizin wird die Heilpflanze vor allem gegen Warzen und Augenleiden geschätzt. Doch Vorsicht: Der orangegelbe Milchsaft der Pflanze kann die Haut schwer reizen!

Kleine Pflanzenkunde

Schöllkraut ist in ganz Europa, Nordasien und Nordamerika verbreitet. Es wächst bevorzugt auf Brachland, an Wegen und Hecken. Die recht anspruchslose Pflanze gedeiht bei uns häufig in Mauerspalten, was ihr zu dem volkstümlichen Namen »Mauerblümchen« verhalf. Die bis 50 cm hohe, behaarte Staude hat zarte Blätter und leuchtend gelbe Blüten, die zum Beinamen »Goldwurz« führten.

Eine Schwalbe stand Pate

Der botanische Name »Chelidonium« stammt aus dem Griechischen und leitet sich vom Wort für Schwalbe (»chelidon«) ab. Die meisten historischen Verfasser von Kräuterbüchern und Medizinwerken begründen dies damit, dass die Blüte des Schöllkrauts in etwa zu der Zeit beginnt, wenn die Schwalben kommen und das Kraut etwa zu der Zeit verwelkt, wenn diese Vögel wieder wegfliegen. Eine andere, sehr schöne Sage berichtet davon, dass Schwalben ihren Jungen zur Heilung frische Schöllkrautblätter auf die Augen legen, wenn diese nicht gut sehen können. Auch der landläufige Name »Schwalbenwurz« knüpft an die Übersetzung des botanischen Namens an. Der lateinische Zusatz »majus« bedeutet »das Größere« und unterscheidet von ähnlichen Arten. Weitere deutsche Namen beziehen sich eher auf die historische Verwendung des Schöllkrauts, etwa »Warzenkraut« oder auch »Blutkraut«.

Historie

Lange Zeit wurde die Pflanze aus der Familie der Mohngewächse (Papaveraceae) als Augenheilmittel verwendet. Sowohl in der Antike als auch im Mittelalter galt es als hilfreich bei Sehschwäche, Augenentzündungen und Grauem Star.
Doch Schöllkraut vermag noch mehr: Da es einen orangegelben Milchsaft ausscheidet, galt es nach der Signaturenlehre zudem auch als wichtiges Gallenmittel.
Seit der Antike und bis heute wird Schöllkraut als Heilmittel gegen Krämpfe im Magen-Darm-Bereich sowie im Bereich der Gallenwege eingesetzt. Hier konnte, wie so oft, die alte Signaturenlehre von der modernen Wissenschaft eindeutig bestätigt werden.
Ein weiterer Einsatzbereich ist die Behandlung von Warzen und Hühneraugen. Auch hier hat sich durch moderne Untersuchungsmethoden herausgestellt, dass die Inhaltsstoffe des Schöllkrauts

sowohl Viren stoppen (die Warzen auslösen), wie auch das unerwünschte Zellwachstum in der Haut eindämmen.

Hexerisches Frauenkraut

Der große Arzt Paracelsus hat zwischen dem rötlichen Saft des Schöllkrauts und der Menstruation von Frauen einen Zusammenhang gesehen. Dennoch ist das Kraut bei Frauenleiden in der Überlieferung nur selten beschrieben.

Übermäßiger und unerwünschter Haarwuchs bei Frauen im Gesicht oder am Körper wurde schon früh mit Leberleiden in Verbindung gebracht, das von alten Kräuterhexen mit Schöllkraut behandelt wurde.

Ob Schöllkraut auch bei typischen Frauenleiden hilft, ist ungewiss. Denn einerseits ist zwar seine entkrampfende Wirkung auf Organe im Bauchraum bekannt. Doch auf die Gebärmutter soll es andererseits gerade gegensätzlich wirken und Kontraktionen auslösen. Auch in früheren Zeiten hat man diese Effekte immer wieder beobachtet, so beweisen alte Schriften. Aus diesem Grund vermutet man heute auch, dass Schöllkraut in mittelalterlichen Hexenkreisen möglicherweise gezielt als Abtreibungskraut oder auch als beschleunigendes Mittel bei der Geburtshilfe eingesetzt wurde.

Anwendung heute

- **Gesundheit:** Schöllkraut wird auch heute noch als Mittel gegen krampfartige Beschwerden im Magen-Darm-Trakt und als galleförderndes Mittel (siehe Seite 83) einzeln oder in Kombination mit anderen Pflanzen verwendet, entweder als Tee oder Fertigpräparat (z.B. Granulat, Kapseln, Tabletten oder auch Tropfen).

Der frische gelbliche Saft des blühenden Schöllkrauts hilft gegen Warzen, wenn er über mehrere Wochen täglich frisch aufgetragen wird.

Achtung: Von Tee zur Selbstbehandlung muss dringend abgeraten werden.

Schwangere und Hochdruckkranke sollten auf Schöllkraut völlig verzichten. Am besten greift man auf Fertigpräparate zurück und lässt sich vom Arzt beraten.

Heilkräftige Wirkstoffe

In der Kräuterheilkunde werden vom Schöllkraut traditionell die **Blätter,** seltener auch die **Wurzel** sowie der **frische Saft des blühenden Krauts** verwendet.

Die Hauptinhaltsstoffe des Schöllkrauts sind **Alkaloide** und **proteolytische Enzyme.** Vor allem die Alkaloide machen die Pflanze giftig. So kann bereits der frisch ausgetretene Milchsaft die Haut schwer reizen. Schöllkraut wirkt antiviral und hemmend auf das Zellwachstum etwa bei Warzen, die von Viren ausgelöst werden. Schöllkraut wirkt zudem entkrampfend.

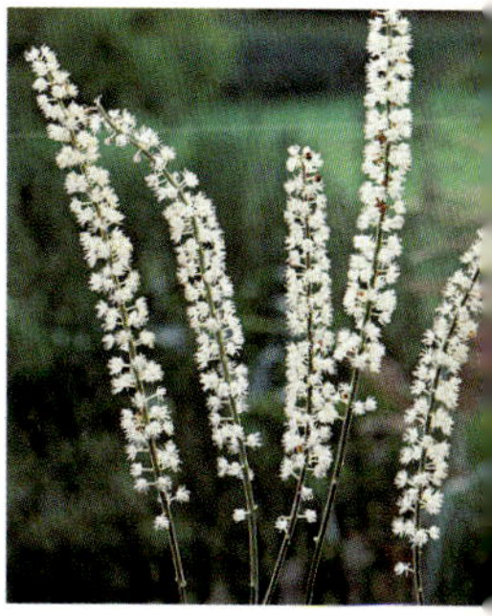

Traubensilberkerze

Cimicifuga racemosa

Die Ausgleichende

Das ausgesprochene Frauenkraut wurde schon von Indianerinnen genutzt: Auch heute ist es noch hoch wirksam, wenn es um die Linderung typischer Wechseljahrbeschwerden geht.

Kleine Pflanzenkunde

Die Traubensilberkerze ist eine bis zu 2 Meter hoch wachsende Staude mit aufrechtem Stängel und kleinen weißlichen Blüten in langen Trieben. Die alte indianische Heilpflanze stammt aus Nordamerika und ist seit dem 18. Jahrhundert bei uns bekannt. Ihr botanischer Name leitet sich aus den lateinischen Worten »Cimex« (»Wanze«), »fuga« (»vertreiben«) und »racemosa« (»traubenartig«) ab.

Historie

Die Pflanze aus der Familie der Hahnenfußgewächse ist ein ausgeprochenes Frauenkraut. Präparate aus dem Extrakt der Traubensilberkerzenwurzel gehören heute zu den wichtigsten nicht-hormonellen Medikamenten gegen Wechseljahrbeschwerden. Diese entstehen dadurch, dass die Eierstöcke nach und nach ihre Arbeit einstellen. Es kommt zu natürlichen Schwankungen im Haushalt der Hormone Östrogen und Gestagen. Frauen leiden meist erheblich unter den Auswirkungen dieser Veränderungen.

Anwendung heute

■ **Gesundheit:** Traubensilberkerzenpräparate helfen bei Wechseljahrbeschwerden wie Schweißausbrüche, Nervosität, Hitzewallungen, Stimmungsschwankungen und Schlafstörungen.

Tipp: Traubensilberkerze sollte man auf jeden Fall als Fertigpräparat nehmen. Wer zu den körperlichen Beschwerden auch unter Stimmungstiefs leidet, kann Johanniskraut dazu nehmen.

Heilkräftige Wirkstoffe

In der Kräuterheilkunde wird der **Wurzelstock** der Traubensilberkerze genutzt. Er wird getrocknet und zu Fertigpräparaten verarbeitet.

Die Traubensilberkerze enthält **Phytoöstrogene,** die ebenso wirksam sind wie künstlich hergestellte Hormone, die aber nicht deren Nebenwirkungen haben.

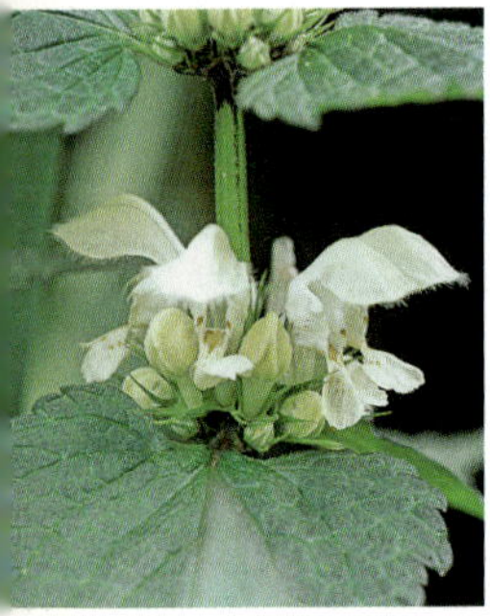

29

Weiße Taubnessel

Lamium album

Die Weiche

Allerorten zu finden, wird sie ungerechterweise häufig mit der Brennnessel verwechselt. Als typisches Frauenkraut der Volksmedizin ist sie eine gute Hilfe gegen Weißfluss, Menstruationsbeschwerden und Entzündungen.

Kleine Pflanzenkunde

Rein äußerlich ist die Taubnessel der Brennnessel sehr ähnlich, sie brennt jedoch nicht. Sie wächst üppig und bevorzugt Wiesenränder, Gartenzäune und lichte Hecken. Botanisch gehört die weiße Taubnessel nicht zur Familie der Nesselgewächse, sondern zu den Lippenblütern. Ihr botanischer Name leitet sich aus dem griechischen Wort »lamos« (»Rachen«; wegen der Blütenform) ab. Der lateinische Zusatz »album« heißt »weiß«.

Historie

Von der »schreibenden« Medizin wurde sie im Laufe der Geschichte kaum beachtet und taucht deshalb in alten Schriften nur selten auf. Doch die Überlieferung weiß, dass das Kraut in der Volksmedizin bereits in der Antike beliebt war. Auch Hildegard von Bingen hielt viel von ihr: »Wer Taubnessel bei sich trägt, der lacht gerne und dessen Herz ist stets erheitert«.

Anwendung heute

- **Gesundheit:** Traditionell wird Taubnesseltee bei Weißfluss eingesetzt, vor allem auch bei jungen Frauen (siehe Seite 99). Lassen die Beschwerden nicht bald nach, sollte man die Frauenärztin aufsuchen, denn hinter dem Ausfluss kann auch eine Pilzinfektion o. Ä. stecken.

Taubnessel ist in der Volksmedizin auch als Heilmittel bei Erkältungen beliebt, bei Magen-Darm-Beschwerden beruhigt und lindert ein Taubnessel-Tee. Als Umschlag wirkt sie bei Entzündungen der Haut, als Gurgelmittel bei Entzündungen der Schleimhäute in Mund und Rachen.

Heilkräftige Wirkstoffe

Von der Taubnessel werden die **Blüten** verwendet.
Sie enthalten **Gerbstoffe, Flavonoide, Säuren** und **Schleimstoffe,** die die sanfte, aber deutliche Wirkung der weißen Taubnessel ausmachen. Insgesamt wirken sie krampflösend, hemmen Bakterien, beruhigen, lösen Schleim und stillen Blutungen.

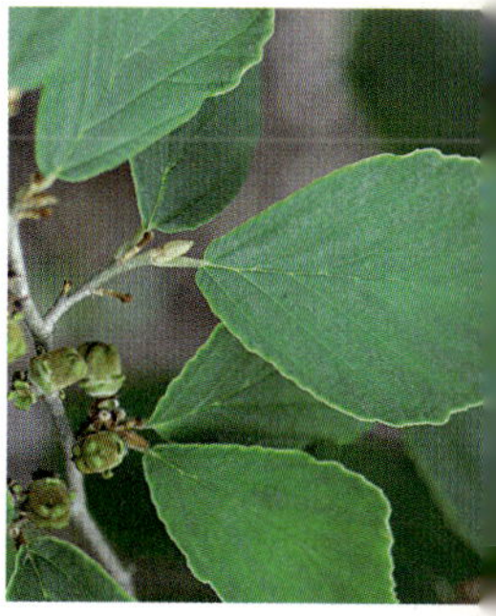

30

Zaubernuss

Hamamelis virginiana

Die Fremdartige

Die einem Haselnussstrauch ähnelnde Pflanze verzaubert uns bereits ab Januar mit korallenförmigen, leuchtend gelben Blüten. Ihre Pflanzenauszüge finden sich heute in zahlreichen Heil- und Schönheitsprodukten.

Kleine Pflanzenkunde

Die Zaubernuss, auch »Virginische Zaubernuss« oder »Zauberhasel« genannt, ist ein der Haselnuss sehr ähnlicher, sommergrüner, bis zu 7 Meter hoch wachsender Strauch. Sie verzaubert im Winter mit gelben, korallenartig geformten Blüten und eiförmigen Früchten.

Ihr botanischer Name leitet sich aus dem Griechischen ab (»hama« heißt »zugleich«, »melon« bedeutet »Apfel/Obst«) und bezieht sich daraus, dass die Pflanze gleichzeitig blüht und Früchte trägt. Der Zusatz »virginiana« bezeichnet den Ursprungsort Virginia/USA. Die Zaubernuss war nämlich bei manchen Indianerstämmen Nordamerikas schon früh als Heil- und Zauberpflanze bekannt. Sie behandelten zu starke Menstruationsblutungen, Hämorrhoiden, Tumore und Entzündungen (vor allem am Auge) mit Hamamelis-Rindenabkochungen.

Anwendung heute

■ **Gesundheit:** Hamamelis-Auszüge zur äußerlichen Anwendung bei Krampfadern (siehe Seite 97), Hämorrhoiden sowie blutenden Verletzungen. Hamamelis-Wasser, -Gels und -Cremes helfen bei Hautveränderungen, etwa durch Neurodermitis. Die Zaubernuss spielt auch in der Homöopathie eine wichtige Rolle, vor allem in Medikamenten gegen Venenprobleme, Hämorrhoiden und Blutungen.

■ **Schönheit:** Als Creme oder Lotion wirkt Hamamelis klärend und zusammenziehend auf die Haut, die sich strafft und glatter wirkt. Pflanzenauszüge sind in vielen Pflegeprodukten enthalten.

Heilkräftige Wirkstoffe

Bei der Zaubernuss Hamamelis steckt die Heilkraft in der **Rinde** und den **Blättern**. Die wichtigsten Inhaltsstoffe sind **Gerbstoffe, Flavonoide** und **Gallussäure.** Sie wirken adstringierend (zusammenziehend), entzündungshemmend (z. B. als Wundauflage) und blutungsstillend.

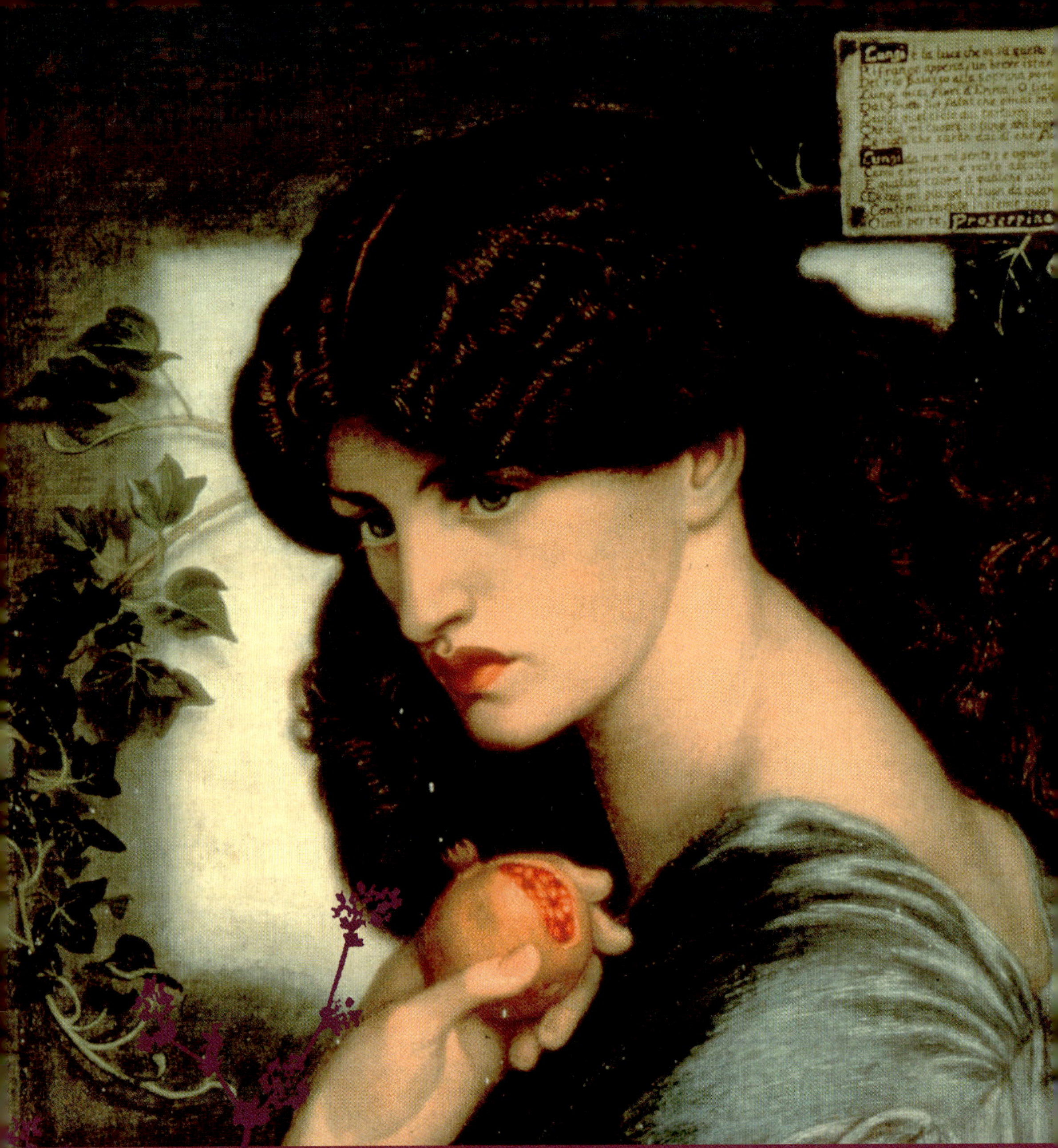

FRAUENMANTEL
und Zaubernuss

Frauenkrankheiten und die Heilkraft der Kräuter

Niemand ist gerne krank – und wer davon getroffen wird, will möglichst schnell wieder gesund werden. Es gibt viele Krankheiten: Nur wenige davon sind wirklich geschlechtsspezifisch, doch einige gelten nach landläufiger Meinung als »typisch weiblich«. Treten Blasenentzündungen, Depressionen und Reizdarm erwiesenermaßen prozentual nur etwas häufiger bei Frauen als bei Männern auf, so gehören Migräne, Wechseljahrbeschwerden und Blasenschwäche zu den weit verbreiteten typischen Frauenkrankheiten. Zu ihrer Behandlung werden von jeher Heilkräuter eingesetzt. Schöpfen Sie aus diesem naturheilkundlichen Wissen die besten Kräuterrezepte für Ihre Gesundheit!

Blasenentzündungen

Oft unterschätzt und meistens schamhaft verschwiegen. Dabei leidet etwa jede zweite Frau nachweislich nicht nur einmal in ihren Leben an einer Entzündung der Blase.

Diese Kräuter helfen

Wirksame Pflanzen: Wacholderbeeren, Petersilienkraut, -wurzel und -früchte, Ackerschachtelhalm, Hauhechelwurzel, Bärentraubenblätter, Brennnesselkraut, Birkenblätter, Orthosiphonblätter sowie Goldrutenkraut.
Ebenfalls hilfreich: Meerrettichwurzel, Kapuzinerkresse, Kamillenextrakt, Heublumen, Senf sowie amerikanische Preiselbeeren.

Symptome und Diagnose

Die schmerzhafte Entzündung wird gekennzeichnet durch ständigen Drang zur Toilette, doch trotz des Gefühls, die Blase müsse voll sein, kommen meist nur kleine Urinmengen, manchmal sogar blutig. Der Schmerz in der Harnröhre und Blase ist brennend oder schneidend, begleitet von krampfartigen oder auch dumpf ziehenden Unterbauchschmerzen.
Blasenentzündungen sind ein ausgesprochen weibliches Problem. »Schuld« ist die nur etwa 4 Zentimeter lange Harnröhre, in der sich von außen kommend leicht einige Bakterien einnisten können. Normalerweise hat das Immunsystem diese Eindringlinge jedoch gut unter Kontrolle. Wenn aber durch Unterkühlung, Stress oder ungesunde Lebens- oder Ernährungsweise das Immunsystem geschwächt wird, können sich die Bakterien rasant vermehren und es kommt zur Entzündung von Harnröhre und Blase. Auch kurz nach der Menstruation ist das Immunsystem häufig in einem Tief, weshalb in dieser Zeit viele Frauen anfälliger für Blasenentzündungen sind.
Die häufigsten Erreger von Blasenentzündungen sind normale, nützliche Darmbakterien, die sich an der Scheide vorbei bis zur Harnröhre »verirrt« haben. Falsche Toilettenhygiene kann dazu führen (deshalb niemals von hinten nach vorne, sondern umgekehrt wischen), oder sogar übertriebene Hygiene mit Waschgels, wodurch die natürliche Schleimhautabwehr gestört wird.

Die Trinkmenge macht's!

Ein häufiger Grund für Blasenentzündungen bei Frauen ist, dass sie einfach zu wenig trinken. Wenn die Harnröhre zu selten durchgespült wird, können sich Bakterien leichter festsetzen und vermehren. Man kann sich das ganz einfach vorstellen: Bei einem Wasserfall, der versiegt, wachsen Unkraut und erste Pflänzchen auf den Felsen, die bei tosenden Wassermassen ganz einfach weggespült würden!
Wichtig: Um Blasenentzündungen vorzubeugen, immer darauf achten, dass Sie

sich unten herum nicht verkühlen. Eine hohe Trinkmenge spült zusätzlich die Blase immer wieder durch, weshalb eine Flüssigkeitszufuhr von mindestens 3 Liter pro Tag empfohlen wird.

Hilfe durch Kräuter

Die Behandlung von Blaseninfekten besteht aus zwei Teilen: Durchspülende Heilpflanzen fördern den Urinfluss, die gleichzeitige Einnahme von desinfizierenden Kräutern bekämpft die Erreger.

* Blasentee

▪ 20 g Bärentraubenblätter ▪ 20 g Ackerschachtelhalm ▪ 10 g Mateblätter ▪ 10 g Orthosiphonblätter ▪ 20 g Birkenblätter ▪ 20 g Bohnenschalen

Pro Tasse 2 TL der Kräutermischung mit knapp kochendem Wasser überbrühen, 10 Minuten ziehen lassen. 4 Tassen täglich warm trinken, bis die Beschwerden verschwinden. Zur besseren Wirkung des Tees darf der Urin nicht sauer sein, also keinen Kaffee trinken, viel Gemüse essen und möglichst 3 Liter pro Tag trinken.

- **Tipp: Dieser Tee eignet sich bei den ersten Anzeichen einer Blasenentzündung, da er desinfizierende und zugleich durchspülende Wirkung hat.**

* Bärentraubenblättertee

2 TL Bärentraubenblätter mit 1 Tasse kaltem Wasser ansetzen, 12 Stunden ziehen lassen, kurz erhitzen (nicht kochen) und durch ein Sieb abgießen. 3 Tassen täglich zwischen den Mahlzeiten trinken. Auf alkalischen (basischen) Urin achten, da der Tee sonst nicht wirkt: viel Gemüse essen, kein Fleisch, keinen Kaffee, ggf. Natron einnehmen.

- **Tipp: Dieser Tee wirkt desinfizierend, also mit durchspülenden Tees kombinieren und viel dazu trinken.**

* Brennnesseltee

Harntreibend wirkt auch ein Tee aus getrockneten Brennnesselblättern: 2 TL mit 1 Tasse siedendem Wasser übergießen, 10 Minuten ziehen lassen. Mehrere Tassen täglich trinken.

- **Tipp: Diesen Tee mit desinfizierenden Pflanzenwirkstoffen kombinieren (siehe »Was sonst noch hilft«).**

* Ackerschachtelhalmtee

2 TL mit 1 Tasse kochendem Wasser aufgießen, 15 Minuten ziehen lassen, abseihen, mehrmals täglich eine Tasse trinken.

- **Tipp: Wirkt wie Brennnesseltee durchspülend, aber nicht desinfizierend.**

Was sonst noch hilft

Eine nachgewiesene desinfizierende, d.h. keimabtötende Wirkung haben die in **Meerrettich** und **Kapuzinerkresse** vorkommenden scharf schmeckenden Senföle. Ihre antibakterielle Wirkung ist fast die von Antibiotika, weshalb man gleich bei den ersten Anzeichen einer Blasenentzündung mit der Einnahme beginnen sollte. Dazu stellt man einen Presssaft her: 1 EL frisch zerkleinerte Meerrettichwur-

zel in einem dünnen Tuch auspressen. Den frischen Saft 2- bis 3-mal täglich einnehmen. Zur besseren Magenverträglichkeit viel Wasser trinken, sowie einen durchspülenden Kräutertee (Rezepte Seite 75). Es gibt auch ein Fertigpräparat (Tabletten) in der Apotheke, das Meerrettich und Kapuzinerkresse enthält.
Schmerzlindernd und die Heilung unterstützend wirkt äußere Wärme. Legen Sie eine Wärmflasche auf den Unterbauch, oder noch wirkungsvoller, einen **Heublumensack** (Apotheke, Reformhaus), den Sie über Wasserdampf erwärmen und auf den schmerzenden Bereich bis zur Abkühlung auflegen. Auch ein warmes Sitzbad mit **Kamillenextrakt** (15 Minuten) wirkt schmerzlindernd.

Die Durchblutung fördern

Wer häufig zu kalten Füßen neigt, schwächt die Immunabwehr in der Blase. Deshalb auch bei der akuten Entzündung 1- bei 2-mal täglich ein heißes Fußbad machen: beide Beine bis zum oberen Wadendrittel in 38 bis 45 Grad heißes Wasser 10 bis 15 Minuten stellen, danach ins angewärmte Bett. Noch effektiver ist das Fußbad durch die Zugabe von 1 bis 2 EL **Senfmehl** (vorsichtig dosieren, da es eine sehr starke Wirkung hat).
In jedem Fall sollten Sie den Urin nach einer selbst behandelten Blasenentzündung beim Arzt überprüfen lassen, damit sie ausgeheilt ist und nicht zu einer Entzündung im Nierenbecken führt.

Die Anfälligkeit reduzieren

Machen Sie eine Rotationskur mit durchspülenden Heilkräutern im mehrtägigen Wechsel: täglich 3 Tassen Brennesseloder Ackerschachtelhalmtee über den Tag verteilt trinken und die Trinkmenge (ohne Kaffee) auf 2,5 Liter steigern.
Die Anfälligkeit für eine Blasenentzündung lässt sich auch durch eine Trinkkur mit dem Saft aus **amerikanischen Preiselbeeren** (Cranberries) verringern. Dazu trinkt man mindestens 4, besser 8 Wochen täglich 250 ml von dem Saft (aus dem Reformhaus). Die etwas herb-bitter schmeckenden Wirkstoffe dieser Beeren verhindern das Andocken von Bakterien im Harnleiter, speziell der so genannten E. coli-Bakterien aus dem Darm, die in den allermeisten Fällen die Auslöser von Blasenentzündungen sind.

Ernährung & Co.

Zusätzlich sollte jede Frau auf vitaminreiche Frischkost achten und Süßes deutlich reduzieren, das Rauchen einstellen (denn das Nikotin und andere Giftstoffe setzen die Immunabwehr im Schleimhautbereich von Blase und Harnröhre herab). Auch Stress schwächt die Immunabwehr – also auf ausreichenden Schlaf achten, sich regelmäßig möglichst im Freien bewegen und Entspannungstechniken wie Yoga erlernen.

Wie wär's mit Immunstärkung?

Eine erfolgreiche Methode zur Immunstärkung ist auch eine Eigenblutkur (beim Naturheilkundarzt). Dabei kann auch gleich durch eine Blutuntersuchung ein Eisen-, Zink- oder Selenmangel, der das Immunsystem schwächt, ausgeschlossen werden. Das findet man recht häufig bei Frauen, die wenig Fleisch essen.

Blasenschwäche/Reizblase

Häufiger Toilettengang und Undichtigkeit beim Niesen? Nicht behandelt wächst sich die Blasenschwäche leicht zu einem chronischen Leiden aus – nicht nur bei Älteren!

Symptome und Diagnose

Blasenschwäche ist nicht nur ein Leiden älterer Frauen, auch jüngere leiden nach einer schweren Geburt oder mehreren Schwangerschaften an einer schwachen Blase. Auch eine konstitutionelle Schwäche der Beckenbodenmuskeln und des Bandapparates von Gebärmutter und Blase kann dazu führen, dass die Schließmuskeln am Blasenhals und die überaktive Blasenmuskulatur nicht mehr koordiniert zusammenarbeiten. So spürt man zigmal am Tag heftigen Harndrang, obwohl die Blase nur wenig Urin enthält und man sie erst kürzlich entleert hat. Andere Frauen können den Urin nicht halten; beim Bücken oder Heben hält die Blase nicht dicht und es gehen Tröpfchen ab. Reizblase und Blasenschwäche sollten frühzeitig behandelt werden, da sich sonst ein Kreislauf aus Angst vor der Blasenschwäche und ihrer tatsächlichen Verschlimmerung entwickelt. Zudem sollte vom Urologen eine chronische Blasenentzündung oder eine schwere Inkontinenz, d.h. Undichtigkeit, ausgeschlossen sein.

Hilfe durch Kräuter

Nicht selten findet man bei Frauen mit Reizblasenbeschwerden auch nervöse Unruhe und vegetative Labilität. Gerade in diesen Situationen hilft eine Teemischung mit Baldrian und Melisse (Seite 110), die innere Gelassenheit wiederzufinden. Schlägt sich dagegen ein seelisches Tief auf die Blase, wirkt Johanniskraut (Seite 40). Empfehlenswert sind auch Sitzbäder mit Zinnkraut sowie die Einnahme von Königskerzenöl.

Diese Kräuter helfen

Wirksame Pflanzen: Baldrian, Melisse, Zinnkraut, Königskerze und Johanniskraut.
Ebenfalls hilfreich: Kürbiskerngranulat oder Kurbiskapseln (Fertigpräparat aus der Apotheke).

* Zinnkraut-Sitzbad

2 Hand voll frisches Zinnkraut oder eine Hand getrocknetes Zinnkraut in eine feuerfeste Schüssel geben. Wasser aufkochen, sobald es sprudelt über die Kräuter geben und den Sud samt Kräuter etwas abkühlen lassen. Entweder die Dampfschüssel in die Toilette hängen und ca. 10 Minuten dieses Sitzbad genießen oder den Sud auf ca. 30 Grad abkühlen lassen und in eine Sitzbadewanne füllen. 15 Minuten darin baden, Sud nicht wegschütten, sondern den erkalteten Sud für zwei weitere Sitz-

bäder im Abstand von 3 bis 4 Stunden zum ersten Sitzbad und eine Stunde zum zweiten Sitzbad noch einmal verwenden.

* Königskerzenöl

Frisch gesammelte Blüten in eine Glasflasche geben, mit Olivenöl auffüllen und 3 Wochen in die Sonne stellen. Bei Blasenschwäche bzw. bei stetigem Harntröpfeln 15 Tropfen davon täglich einnehmen.

Was sonst noch hilft

Kürbiskerne sind ein wertvolles Mittel gegen die Reizblase und Blasenschwäche. Leider hilft es nicht, nur ab und zu ein paar Kürbiskerne zu knabbern. Die wissenschaftlich untersuchten Wirkstoffe bestimmter Kürbissorten müssen über längere Zeit in Form von Kürbisgranulat oder in Fertigkapseln (aus Apotheke oder Reformhaus) eingenommen werden.

Darmträgheit/Verstopfung

Nichts geht mehr – auf der Toilette: Falsche Ernährung, zu viel Stress und ein verfehlter Rhythmus sind die wichtigsten Ursachen. Hier kommt – nicht nur pflanzliche –Abhilfe!

Diese Kräuter helfen

Wirksame Pflanzen: Sennesblätter und -früchte, Faulbaumrinde, Rhabarberwurzel, Indische Flohsamen und Leinsamen.

Ebenfalls hilfreich: Magnesium, Gemüse, Kiwi, Papaya, Trockenpflaumen und Naturjoghurt.

Symptome und Diagnose

Darmträgheit ist ein typisch weibliches Problem, denn nur selten klagen Männer darüber. Zu bedenken ist jedoch: Stuhlgang muß nicht täglich sein! Erst wer seltener als zwei- bis dreimal die Woche kann, hat wirkliche Verstopfung. Unsere faserarme, relativ weiche, aufbereitete Kost ist vor allem schuld daran. Wer einmal sieht, wie groß die Stuhlmengen bei Naturvölkern sind, die viel mehr pflanzliche, faserreiche Nahrung zu sich nehmen, versteht, warum die übliche westliche Ernährung so geringe Stuhlmengen hinterlässt. Und je weniger unverdauliche Reste den Darm passieren, desto seltener entleert er sich. Hinzu kommt, dass gerade Frauen häufig zu wenig trinken, sodass der Stuhlgang förmlich ausgetrokknet wird, sowie unsere bewegungsarme Lebensweise. Beides hat zur Folge, dass der Massageeffekt der Bauchmuskulatur auf den Dickdarm abnimmt. Wer dann noch unter Hektik und Stress den regelmäßigen Gang zur Toilette verschiebt und Stuhldrang nicht sofort nachkommt, braucht sich über eine zunehmende Darmträgheit nicht zu wundern.

Die Rolle der Hormone

Bei Frauen besteht zudem während des Monatszyklus ein hormoneller Einfluss auf die Darmtätigkeit. Nach dem Eisprung und vor allem vor der Menstruation führt das weibliche Hormon Progesteron zur Entspannung der Muskelzellen in den inneren Hohlorganen wie Gebärmutter und Dickdarm. Das begünstigt zwar das Anwachsen einer befruchteten Eizelle in der Gebärmutter, fördert leider aber auch die Darmträgheit. Aus diesem Grund leiden viele Frauen in der Schwangerschaft unter Verstopfung.

Hilfe durch Kräuter

Bei den Pflanzen, die gegen Darmträgheit verwendet werden, unterscheidet man solche, die als Abführmittel eher drastisch den Darm reizen und nur vorübergehend bei akuter Verstopfung geeignet sind, von den so genannten Quell- und Gleitmitteln, die sich zum Dauergebrauch eignen. Abführende Pflanzen wie Sennesblätter und -früchte, **Rhabarberwurzel** und Faulbaumrinde fördern die Darmmotorik und hemmen den Wasserentzug, sodass der Stuhlgang wasserhaltiger und voluminöser wird. Dauergebrauch führt allerdings zur Gewöhnung und zu Kaliummangel, der die Darmträgheit verschlimmert. Keinesfalls dürfen Schwangere, Stillende oder Kinder damit behandelt werden!

* Faulbaumrinden-Abführtee

Pro Tasse 1 gehäuften TL Faulbaumrinde mit kochendem Wasser übergießen und 10 Minuten ziehen lassen. Abends 1 bis 2 Tassen trinken.

- **Tipp: Diesen Tee sollten Sie nicht länger als 4 Wochen (ohne Pause) trinken.**

* Starker Abführtee

10 g Sennesblätter ▪ 30 g Faulbaumrinde ▪ 20 g Kümmelfrüchte ▪ 30 g Pfefferminzblätter

Die Kräuter mischen. Pro Tasse 1 bis 2 TL mit kochendem Wasser überbrühen, 10 Minuten ziehen lassen und abends 1 bis 2 Tassen davon trinken.

- **Tipp: Die Teezubereitung eignet sich bei starker Verstopfung. Sie sollte jedoch nur als Akutmittel und daher nicht länger als 4 Wochen getrunken werden.**

Pflanzliche Quellmittel

Durch die Einnahme von **Leinsamen** oder **Flohsamen** wird der nachteilige Effekt unserer faserarmen Ernährung ausgeglichen. Der Darminhalt wird voluminöser, damit entleert sich der Darm (nach einer »Lernphase« mit etwas Geduld) wieder öfter. Besonders wertvoll ist der Indische Flohsamen, wobei die Einnahme täglich (am einfachsten in Form eines Fertigpräparates) und mit reichlich Flüssigkeit zu erfolgen hat. Die Vorteile sind:
- Der Darm gewöhnt sich nicht daran, d. h. die Wirkung lässt nicht nach;
- Unerwünschte Stoffe passieren schneller den Darm (was einer krebsverhütenden Wirkung gleichgesetzt wird);
- Die Neubildung von Divertikeln (fingerförmige, gutartige Ausstülpungen des Darmes) oder deren sehr schmerzhafte Entzündung wird generell verhindert;

- Die Entstehung oder Verschlimmerung von Hämorrhoiden wird verhindert.

Tipp: Pflanzliche Quellmittel wie Floh- oder Leinsamen sind auch in der Schwangerschaft und Stillzeit erlaubt.

Was sonst noch hilft

Magnesiummangel, der durch unsere Ernährung häufig entsteht, begünstigt die Darmträgheit. Nehmen Sie täglich ein hochdosiertes **Magnesiumpräparat** ein, bevorzugen Sie magnesiumreiche Mineralwässer und sorgen Sie für reichlich **Gemüse** auf dem Speiseplan, das generell magnesiumreicher ist als tierische Produkte. Essen Sie möglichst oft **Vollkornbrot**, das die Kleieanteile des Getreides noch enthält, und trinken Sie täglich mindestens 2,5 Liter Flüssigkeit.

Manche Früchte wie **Kiwi** oder **Papaya** enthalten Enzyme, die leicht abführend wirken. Abends 1 bis 2 Kiwis helfen manchen Frauen gegen Darmträgheit. 3 bis 4 **Trockenpflaumen**, über Nacht eingeweicht und am nächsten Morgen kleingeschnitten in den **Naturjoghurt** (evtl. probiotisch) regulieren oft die Verdauung. Die gleiche Wirkung lässt sich auch mit getrockneten Feigen erreichen.

Reizdarm

Trotz quälender Symptome bleibt die Diagnose oft eine Verlegenheitserklärung, denn die Ursachenforschung ist meist unergiebig. Kräuter zeigen dann gute Behandlungserfolge.

Diese Kräuter helfen

Wirksame Pflanzen: Pfefferminze, Kamille, Fenchel, Kümmel und Blutwurz.

Ebenfalls hilfreich: Pfefferminzöl, Johanniskraut, Lavendelöl und -blüten sowie Melisse.

Symptome und Diagnose

Eines der häufigsten Darmleiden, das mehr Frauen als Männer betrifft, ist der Reizdarm (Colon irritabile). Wechselnde Bauchbeschwerden, Blähungs- und Völlegefühl, krampfartige Beschwerden, Neigung zu Durchfall oder Verstopfung oder beides im Wechsel, aber auch Phasen der Beschwerdefreiheit kommen vor. Nachdem der Arzt durch Magen- und Darmspiegelung, Stuhluntersuchung, Testung von Milchzucker- und Fruchtzuckerunverträglichkeit und Untersuchung auf Glutenunverträglichkeit (Gluten ist das Klebereiweiß in Getreide) alles ausgeschlossen hat, bleibt die Diagnose Reizdarm als »Verlegenheitserklärung« übrig. Für viele Betroffene folgt danach eine teure Odyssee zu Naturheilkundlern und Heilpraktikern mit Diagnosen wie Candidapilze im Darm oder diverse Nah-

rungsmittelallergien. Diät- und Behandlungsversuche führen meist nicht zur befriedigenden Besserung.
Die Mediz forscht derzeit sehr intensiv an der relativ neuen Entdeckung, dass in der Darmwand Nervenzellen lokalisiert sind, die mit dem Botenstoff Serotonin ausgestattet sind – identisch mit denen im Gehirn, die über unsere Stimmungslage und unser seelisches Befinden entscheiden. In der Praxis fällt tatsächlich auf, dass es den Patienten mit Reizdarmbeschwerden in seelischen Hochphasen wesentlich besser geht und in Stress- und Konfliktzeiten sich die Beschwerden meist verschlimmern. Warum sollte Ärger und Stress nur auf den Magen schlagen – was ja bekannt ist – und nicht auch auf den Darm?

Hilfe durch Kräuter

Ein Teeaufguss aus **Pfefferminzblättern** wirkt an den Muskelzellen von Magen und Darm entkrampfend. Zur Reizdarmbehandlung muss die Konzentration der Wirkstoffe direkt im Dickdarm jedoch viel höher sein. Dafür eignet sich reines, konzentriertes **Pfefferminzöl**, das man zweimal täglich als magensaftresistentes Fertigarzneimittel in Kapselform (aus der Apotheke) regelmäßig einnimmt. Unterstützend hilft eine den Magen und Darm beruhigende Teemischung.

* Anti-Blähungs-Tee

20 g Kamille ▪ 20 g Fenchel ▪ 20 g Kümmel

Die Kräuter mit den Samen mischen. Pro Tasse 1 EL mit siedendem Wasser übergießen (Fenchel und Kümmel vor dem Überbrühen etwas anquetschen). Morgens, mittags und vor dem Schlafengehen jeweils 1 Tasse trinken.

Wenn immer wieder Durchfälle auftreten und organische Auslöser beim Arzt ausgeschlossen sind, kommt auch ein Tee aus der gerbstoffhaltigen Blutwurz in Frage. Magenempfindliche Menschen vertragen ihn wegen des Gerbstoffgehaltes möglicherweise jedoch nicht.

* Blutwurztee

1 TL Blutwurz mit 200 ml kaltem Wasser übergießen, zum Kochen bringen und 15 Minuten kochen lassen. Durch ein Sieb abgießen. 3 Tassen täglich trinken.

- **Tipp: Auch akute Sommerdurchfälle lassen sich wegen des bakterienhemmenden Effekts recht gut mit Blutwurz behandeln.**

Was sonst noch hilft

Psychische Belastungen und geschluckter Stress und Ärger können die Beschwerden verstärken. Also möglichst die innere Balance wiederherstellen, etwa durch **Sport**, **Autogenes Training**, **Yoga**, **Qigong** und **Fußreflexzonenmassage**.
Gehetztes Essen und schlechtes Zerkauen der Nahrung führt eher zu Darmbeschwerden, ebenso blähende Speisen wie Hülsenfrüchte, Kohlsorten und Zwiebeln. Also in Ruhe essen, blähende Soeisen und schwer verdauliche Speisen besser ganz meiden.
Von ätherischen Ölen aus Heilpflanzen weiß man, dass die äußerliche Anwen-

dung auf der Haut eine nachweisbare Wirkung im Körperinneren entfaltet. So wirkt es auf den Darm entspannend, wenn man einige Tropfen **Pfefferminzöl** zweimal täglich sanft kreisend im Bauchbereich in die Haut einmassiert.
Wer sich seelisch aus dem Gleichgewicht fühlt, sollte gleichzeitig **Johanniskraut** (Seite 40) einnehmen, da es direkt am gestörten Serotonin-Stoffwechsel ansetzt. Dadurch wird die Seelenlage stabilisiert und die Reizdarmsymptome bessern sich.

Ätherisches **Lavendelöl** als Zusatz zu Vollbädern oder in der Duftöllampe verbreitet, wirkt bei nervöser Unruhe und Gereiztheit, die sich auf den Darm schlagen, allgemein beruhigend. Für ein Lavendelbad 50 g **Lavendelblüten** mit heißem Wasser übergießen, 10 Minuten ziehen lassen und dann ins Badewasser geben. Unterstützend wirken 2 bis 3 Tassen **Melissentee** von innen heraus entspannend und beruhigend. Beides sollten Sie vorzugsweise am Abend anwenden.

Gallen- und Verdauungsbeschwerden

Wenn Stress und Ärger auf die Verdauung schlagen, rebellieren nur allzu schnell Magen und Galle. Zur Behandlung haben sich eine Reihe von Heilkräutern bewährt.

Diese Kräuter helfen

Wirksame Pflanzen: Schöllkraut, Löwenzahn, Wermutkraut, Engelwurz, Beifuss, Salbei, Benedictenkraut und Pfefferminze.
Ebenfalls hilfreich: Artischocke, Gelbwurz, Gilbweiderichkraut, Schafgarbe und Kardamom.

Symptome und Diagnose

Druck- und Völlegefühl im rechten Oberbauch, gelegentlich bis in den Rücken oder in die Schulter ausstrahlend, Blähungen oder Übelkeit vor allem nach fetten Speisen, aber auch Beschwerden nach dem Genuss von Kaffee, Eiern, Hefegebäck oder frischem Brot deuten auf einen ungenügenden Gallefluss hin.

Gallensteine oder Malfunktion?

Auch Gallensteine können die Ursache der Beschwerden sein, doch viele Betroffene wissen gar nichts von ihren Steinen und bleiben beschwerdefrei. Im Fall einer Gallenkolik (wenn ein Stein aus der Gallenblase im Gallengang stecken bleibt und krampfartige Schmerzen auslöst) helfen keine Heilpflanzen, hier muss ein Arzt hinzugezogen werden.
Bei den recht häufigen »funktionellen« Gallebeschwerden findet man nicht

immer Steine in der Gallenblase. Oft sind auch die Leber- und Gallenwerte bei einer Blutuntersuchung völlig normal. Und immer wieder leiden auch Menschen, denen nach Gallensteinkoliken die Gallenblase entfernt wurde, unter krampfartigen Oberbauchbeschwerden, Druck- und Völlegefühl, obwohl keine Untersuchung auffallende Ergebnisse liefert. Gegen diese Beschwerden gibt es eine Reihe bewährter Heilkräuter.

Hilfe durch Kräuter

Galletreibende Heilkräuter steigern die Bildung von Gallenflüssigkeit in der Leber und erleichtern den Abfluss über den Gallengang in den Dünndarm. Ob sie auch die Bildung von Gallensteinen und Gallengrieß verhindern können, ist nicht sicher. Schöllkraut wirkt galletreibend und entkrampfend auf die Gallenwege und den Magen-Darmtrakt.

* Schöllkrauttee

Für einen Tee 2 TL Schöllkraut mit 1 Tasse siedendem Wasser überbrühen und 10 Minuten ziehen lassen. 3 Tassen täglich zwischen den Mahlzeiten kurmäßig über 3 Wochen trinken.

* Löwenzahntee

2 TL Löwenzahnkraut oder -wurzel mit 1 Tasse kaltem Wasser ansetzen, aufkochen und 15 Minuten ziehen lassen. Mehrere Wochen 2 Tassen täglich trinken.

- **Tipp: Löwenzahn fördert neben dem Gallefluss auch die Nierentätigkeit.**

Bestens bewährt hat sich auch Wermutkraut als Magen- und Gallemittel. Wermuttee nach einer schlecht bekömmlichen Speise hilft gegen Völle- und Druckgefühl sowie gegen Blähbauchbeschwerden. Bekannt sind auch wermuthaltige Getränke (z.B. Martini, Noilly Prat), die ihre verdauungsfördernde Wirkung dem Wermutkraut verdanken.

* Wermuttee

1 TL Wermutkraut mit 1 Tasse kochendem Wasser überbrühen, 5 Minuten ziehen lassen und durch ein Sieb abgießen.

Weniger bitter als Wermut, aber ähnlich entkrampfend sowie verdauungsfördernd wirkt Engelwurz.

* Engelwurztee

1 TL Engelwurz mit 1 Tasse kaltem Wasser ansetzen, kurz aufkochen und durch ein Sieb abgießen.

- **Tipp: Trinken Sie den Tee 15 Minuten vor dem Essen. Engelwurz ist auch Bestandteil von Magenlikören wie Bénédictine und Chartreuse.**

Das ätherische Öl der Salbeipflanze hilft nicht nur bei Halsentzündungen und gegen Schweißausbrüche, sondern soll nach Ansicht von Sebastian Kneip auch ein wirksames Heilmittel bei Nieren- und Leberleiden sein. In der Naturheilkunde wurde Salbei als Tee u.a. bei entzündeten Magendarmstörungen, bei Leberanschwellung, Gallenstauung und bei Nierenschwäche angewendet.

* Salbeitee

1 TL Salbei mit 1 bis 2 Tassen kochendem Wasser übergießen, 10 Minuten ziehen lassen und durch ein Sieb abgießen.

Auch Beifuss, bei uns vor allem als Küchenkraut bekannt, mit dem schwer bekömmliche Speisen leichter verdaulich werden, eignet sich auch für Tee.

* Beifuss-Verdauungstee

1 TL Beifuss mit 1 Tasse kochendem Wasser übergießen, 8 bis 10 Minuten ziehen lassen und durch ein Sieb abgießen.

* Gallenteemischung

10 g Löwenzahnwurzel und –kraut ▪ 10 g Wermutkraut ▪ 10 g Benediktenkraut ▪ 10 g Pfefferminze

1 TL der Mischung mit 1 bis 2 Tassen kochendem Wasser aufgießen, 20 Minuten ziehen lassen und durch ein Sieb abgießen. Bei Bedarf 3 Tassen täglich trinken.

- **Tipp: Diese Mischung kann kurmäßig mehrere Wochen lang zur Förderung des Galleflusses zubereitet werden.**

Was sonst noch hilft

Auch **Artischocken** sind als verdauungsförderndes Mittel bekannt. Leider enthalten Artischockenböden, die üblicherweise als Gemüse verzehrt werden, kaum die gewünschten galletreibenden Wirkstoffe. Eine nachgewiesene Wirkung haben jedoch der Frischpflanzensaft aus Artischockenblättern (jeweils zu den Mahlzeiten einnehmen) oder auch konzentrierte Wirkstoffkapseln (aus der Apotheke oder dem Reformhaus).

Auch **Kardamom** fördert die Verdauung. Seine Samen enthalten ein terpenreiches ätherisches Öl, das nicht nur wachstumshemmend auf Bakterien und Pilze wirkt, sondern auch die Magensaft- und Gallensekretion steigert. Kardamom wird deshalb zur Behandlung bei Verdauungsbeschwerden, Blähungen und Völlegefühl angewandt und ist Bestandteil einiger Magen-Darmmittel.

Von der indonesischen Insel Java stammt die **Gelbwurz** (Curcuma). Sie ist Bestandteil jeder Curry-Gewürzmischung und verleiht ihr die gelbe Farbe. Besonders bei Völlegefühl und vermehrter Gasansammlung im Bauchraum hilft die Einnahme von Curcumakapseln (Apotheke) vor oder direkt zur Mahlzeit.

Vorbeugung ist besser

Leider lässt sich mit keiner Heilpflanze ein Gallenblasenstein auflösen. Die chinesische Kräuterheilkunde verwendet jedoch eine Pflanze (Herba Lysimachiae, deutsch »**Gilbweiderichkraut**«), um erst gar keine Steine entstehen zu lassen. Dort ist es verbreitet, regelmäßig nach dem Essen eine Tasse dieses Tees zu trinken.

Bei Stauungs- und Völlegefühl im rechten Oberbauch, der Leber- und Gallenblasenregion, sind feucht-warme äußerliche Auflagen mit entkrampfendem **Schafgarbentee** wohltuend und lindernd. Sie wirken am besten nach dem Mittagessen, wobei man sich bei der Anwendung am besten eine Stunde hinlegt.

Frühjahrsmüdigkeit

Fühlen Sie sich ständig müde, kraftlos und ausgelaugt? Dann wird es höchste Zeit für eine Frühjahrsentschlackungskur mit Kräutern. Die sorgt für neue Energie und gute Stimmung.

Symptome und Diagnose

Der Winter ist für viele Frauen die Jahreszeit, in der man zu viel isst und sich zu wenig bewegt. Ein Zuviel an säurebildender Nahrung (z.B. tierisches Eiweiß und zuckerhaltige Back- und Süßwaren) in Verbindung mit Bewegungs- und Sauerstoffmangel führt zur Übersäuerung des Körpers. Die Folgen: Ständige Müdigkeit, Gelenk- und Muskelschmerzen sowie allgemeines Unwohlsein.

Der beste Weg: Entschlackung

Machen wir es doch den Bären nach, die nach dem Winterschlaf ihren Körper mit einer Entschlackungskur auf Vordermann bringen: So hilft beispielsweise **Bärlauch** nicht nur den Bären, sondern auch unserem Organismus beim Entschlacken. Auch weitere Heilkräuter unterstützen den Stoffwechsel von Leber, Galle, Nieren und Darm wirkungsvoll:

Hilfe durch Kräuter

Die frischen jungen Blätter des **Löwenzahns** liefern einen vitaminreichen Wildsalat und fördern die Gallen- und Nierentätigkeit. Wer keine Gelegenheit zum Sammeln hat, kann einen Frischpflanzenpresssaft kaufen (3-mal täglich 1 EL) oder einen Löwenzahntee (Seite 83) kochen und morgens und abends je 1 Tasse davon 4 bis 6 Wochen lang trinken.

Diese Kräuter helfen

Wirksame Pflanzen: Bärlauch, Löwenzahnblätter und -wurzel, Kamilleblüten, Fenchel, Faulbaumrinde, Sennesblätter, Brennnessel, Wacholderbeeren, Petersilienfrüchte, Ackerschachtelhalm, Hauhechelwurzel und Pfefferminze.

Wer an Darmträgheit leidet, für den eignet sich dieser spezielle Abführtee:

* Frühjahrs-Abführtee

25 g Kamille ▪ 25 g Fenchel ▪ 25g Faulbaumrinde ▪ 25 g Sennesblätter

Kräuter mischen. Pro Tasse 1 bis 2 TL mit kochendem Wasser übergießen, 10 Minuten ziehen lassen, durch ein Sieb abgießen und warm trinken.

- **Tipp: Den Tee abends und nicht länger als 4 bis 6 Wochen lang trinken.**

Die Nierendurchspülung lässt sich mit **Brennesselkraut** unterstützen. täglich etwa 1 Liter Brennesseltee (Seite 75) trinken oder 3-mal täglich 1 EL Brennessel-Frischpflanzensaft (Reformhaus) nehmen. Zur Förderung der Nierentätigkeit empfiehlt es sich auch, folgende Teemischung im täglichen Wechsel mit Brennesseltee zu trinken:

* Stoffwechseltee

15 g Wacholderbeeren ▪ 15 g Petersilienfrüchte ▪ 15 g Ackerschachtelhalm ▪ 15 g Hauhechelwurzel ▪ 15 g Fenchel ▪ 15 g Pfefferminze

Kräuter mischen, pro Tasse 1 bis 2 TL mit heißem Wasser übergießen, 20 Minuten ziehen lassen, durch ein Sieb abgießen und täglich 3 Tassen warm trinken.

▪ **Tipp: Den Stoffwechseltee sollten Sie nicht länger als 4 Wochen anwenden.**

Unterstützt wird die Heilkräutertrinkkur mit einer basenbildenden Ernährung, die reich an Gemüse, Salat und Obst ist und möglichst wenig tierisches Eiweiß enthält. Vorteilhaft ist auch ein weitgehender Verzicht in dieser Zeit auf Milchprodukte, Käse, Alkohol, Kaffee und Zigaretten. Der Stoffwechsel wird durch Trinken von reichlich stillem Wasser unterstützt. Wer sich außerdem regelmäßig an der frischen Luft bewegt und ausreichend schläft, schöpft neue Energie.

Depressive Verstimmungen

Sie sind ohne erkennbaren Anlass häufig traurig und trotz ausreichenden Schlafs ständig müde? Unternehmen Sie etwas dagegen: mit Licht, Luft und pflanzlichen Mitteln!

Diese Kräuter helfen

Wirksame Pflanzen: Johanniskraut.
Ebenfalls hilfreich: Lichttherapie, Bewegung im Freien, ausreichendes Trinken, Blutdruckregulierung sowie Zinkpräparate.

Symptome und Diagnose

Depressive Verstimmungen können in jedem Lebensabschnitt auftreten – und sind bis zu einem gewissen Grad ganz normal! Die Stimmungslage wird gedrückter, die Lebensfreude an alltäglichen Dingen schwindet, ohne erkennbaren Anlass ist man traurig, kann sich schwer zu etwas aufraffen, alles fällt plötzlich so viel schwerer als sonst. Oft ist der Schlaf trotz ständiger Müdigkeit schlecht, sodass man sich am nächsten Tag noch erschöpfter fühlt und schon mit ganz alltäglichen Dingen überfordert ist. Auch auf körperlicher Ebene kann sich das auswirken: Kopf- oder Rückenschmerzen, Herzklopfen, Schwitzen, Zittern oder nervöse Unruhe, aber auch Magen- und Bauchbeschwerden können als körperliche Beschwerden bei einer depressiven Verstimmung vorkommen.

Frauen sind von solchen Beschwerden häufiger als Männer betroffen. Vermutlich hängt das mit den ständig wechselnden Hormonspiegeln zusammen.

Hilfe durch Kräuter

Johanniskraut, das um den Johannistag (24. Juni) leuchtend gelb blüht, bringt die Sonne ins Dunkel der Wintertage. So wussten schon die Klosterfrauen um die stimmungsaufhellende Wirkung der Pflanze für die dunklen, sonnenarmen Tage des Winters und legten sich dafür Vorräte von getrockneten Blüten an.

Johanniskraut und Licht

Die Forschung konnte inzwischen herausfinden, dass ein Mangel an bestimmten UV-Wellen aus dem Sonnenlicht an dunklen Tagen oder wenn man nicht im Freien ist, den Stoffwechsel von Serotonin und anderen Botenstoffen im Gehirn behindert und dadurch die Stimmungslage gedrückt wird. Hier setzt die Wirkung von Johanniskraut an, wobei die Wirkung dosisabhängig ist und etwa 1 bis 2 Wochen Aufbauzeit braucht. Deshalb sollte man einem hoch dosierten Fertigpräparat (Kapseln) den Vorzug vor Johanniskrauttee geben, da dessen Wirkstoffgehalt durch das Trocknen der Blüten meist recht niedrig ist.

Johanniskraut sollte man möglichst mehrere Monate regelmäßig morgens oder mittags einnehmen. Bei abendlicher Einnahme kommt es durch die antriebssteigernde Wirkung häufig zu Schlafstörungen. Neue Studien fanden heraus, dass die Wirkung noch besser ist, wenn von den höchstdosierten Präparaten die doppelte Tagesdosis eingenommen wird.

Was sonst noch hilft

Eine zusätzliche **Lichttherapie** mit speziellen UV-Lampen wird in Skandinavien, wo es im Winter kaum hell wird, mit Erfolg durchgeführt. Auch bei uns sind solche Lampen, die ein ganz enges, ungefährliches UV-Spektrum abgeben und nicht bräunen, erhaltlich. Sie können ohne Gefahr der Hautrötung mit der Einnahme von Johanniskrautpräparaten kombiniert werden.

In Studien wurde auch bewiesen, dass neben der Einnahme von Johanniskraut regelmäßige **Bewegung** im Freien die Therapieerfolge noch verbessert.

Auch gute Ernährung hilft

Auf eine ausreichende **Trinkmenge** sollte ebenso geachtet werden wie auf die Regulierung eines zu niedrigen **Blutdrucks**, da beides eine depressive, antriebslose Stimmung fördert.

Nehmen Sie auch **Zink** ein, da ein Zinkmangel die depressive Stimmung noch verstärkt. Zinkmangel findet sich neben Eisenmangel recht häufig bei Frauen, die sich eher vegetarisch, mit wenig Fleisch und Wurst ernähren.

Durch **Akupunktur** lässt sich bei einem erfahrenen Therapeuten oft eine deutliche Besserung der depressiven Stimmungslage erreichen. Das wird durch eine vermehrte Ausschüttung von Endorphinen im Gehirn erreicht, wie durch wissenschaftliche Untersuchungen herausgefunden wurde.

Nervöse Unruhe und Angstgefühle

Wer ständig von Unruhe gequält wird, ohne dass sich der Grund organisch erklären lässt, wird hier fündig: mit den richtigen Kräutern sind Sie bald wieder ganz gelassen.

Diese Kräuter helfen

Wirksame Pflanzen: Baldrianwurzel und -extrakt, Melisse, Pfefferminze und Lavendelöl.
Ebenfalls hilfreich: Johanniskraut (am besten als Fertigpräparat).

Symptome und Diagnose

Im Gegensatz zur depressiven Verstimmung (siehe Seite 86 f.), die mit Antriebslosigkeit und Grübeln (»alles fällt so schwer«), einhergeht, fühlt sich ein unruhiger, nervöser Mensch eher überdreht, zappelig und irgendwie innerlich getrieben. Dabei können äußere Auslöser wie Überforderung (z.B. vor Prüfungen), Stressphasen im Beruf oder Doppelbelastungen durch Haushalt und Beruf zugrunde liegen. Manchmal steckt man sich die Ziele aber selbst zu hoch, woraus dann Angst entsteht, das (selbst auferlegte) Pensum nicht zu schaffen.

Die Ursache ist selten organisch

Wenn durch den Druck der Schlaf beeinträchtigt wird, fehlt die nötige Regeneration bei Nacht und der Teufelskreis spitzt sich nur noch weiter zu. Aber auch die mangelnde Fähigkeit, bewusst abzuschalten und zu entspannen, ist daran schuld. Vermeiden Sie auch im Fall des Falles Fernsehen bis zum erschöpften Einschlafen auf dem Sofa oder stressige Einladungen, die Ihren wohlverdienten Feierabend belegen. So steigert sich die innere Unruhe und Nervosität schleichend. Nur selten steckt eine organische Ursache wie z.B. eine Schilddrüsenüberfunktion hinter der nervösen Unruhe und Angst. Lassen Sie jedoch mögliche organische Ursachen sicherheitshalber zunächst von einem Arzt abklären.

Hilfe durch Kräuter

Die beruhigende und entspannende Wirkung von **Baldrianwurzel** ist wissenschaftlich nachgewiesen. Dabei ist ihre Wirkung stark dosisabhängig: in niedriger Dosierung, beispielsweise in Tees, hilft Baldrian gegen nervöse Unruhe- und Erschöpfungszustände, ohne dabei müde zu machen. Damit eignet sich Baldrian auch zur Einnahme am Tag, beispielsweise vor Prüfungen, denn die Gedanken bleiben klar und dennoch legt sich die innere nervöse Anspannung. Erst in höherer Dosierung wird die beruhigende

Wirkung von Baldrian so stark, dass sie das Einschlafen fördert (Seite 110).

* Baldriantee

1 bis 2 TL Baldrianwurzel mit 1 Tasse kochendem Wasser übergießen und 10 Minuten ziehen lassen. Nach Bedarf 1 bis 3 Tassen trinken.

Da Baldriantee nicht gut schmeckt, kommt alternativ auch Baldrianextrakt (Apotheke) in Frage, am besten in Tropfenform, sodass die individuell niedrigste Dosis (oft reichen 10 Tropfen, bei Bedarf mehrfach täglich) ausgetestet werden kann. Oder Sie lassen sich eine geschmacklich bessere Teemischung in der Apotheke zusammenstellen.

* Baldrian-Melissentee

- *50 g Baldrianwurzel*
- *50 g Melissenblätter*

Die Kräuter mischen. Pro Tasse 1 TL der Mischung mit heißem Wasser überbrühen und 15 Minuten ziehen lassen. Abends 1 bis 2 Tassen davon trinken.

Melisse wirkt beruhigend, entspannend und löst Verkrampfungen im Magen-Darmbereich. Während Melissengeist des Alkoholgehalts wegen mit Vorsicht zu genießen ist, eignet sich Melissentee auch für den Dauergebrauch.

* Melissentee

2 bis 3 TL Melisse pro Tasse mit heißem (nicht mehr kochendem) Wasser übergießen und etwa 15 Minuten ziehen lassen. Durch ein Sieb abgießen. 2 Tassen abends trinken.

- **Tipp: Bedarfsweise dürfen Sie den Melissentee auch tagsüber trinken.**

Wer gleichzeitig einen nervösen Reizmagen (ohne Säureaufstoßen) beklagt, kann die entkrampfende **Pfefferminze** dazumischen. Auch nervös bedingte Herzbeschwerden sprechen auf Melissentee an.

* Melisse-Beruhigungsbad

Melisse kann auch einem beruhigendem Bad zugesetzt werden. Dazu 10 g Melissenblätter mit 2 Liter heißem Wasser übergießen, 5 Minuten abgedeckt ziehen lassen, durch ein Sieb abgießen und den Sud dem heißen Badewasser zugeben.

- **Tipp: Baden Sie nicht heißer als 38 °C und nicht länger als 15 Minuten.**

Beruhigend wirkt zudem **Lavendelöl**, beispielsweise als Zusatz für ein Vollbad oder in einer Duftöllampe verbreitet.

Was sonst noch hilft

Wenn die innere Unruhe und Nervosität begleitet wird von einer getrübten, antriebslosen Stimmungslage (depressive Gereiztheit), was vor allem in den Wechseljahren vorkommt, sollte man zusätzlich **Johanniskraut** einnehmen. Hierfür gibt es Fertigkapseln mit Johanniskraut und Baldrian, die nicht müde machen und bei regelmäßiger Einnahme über mehrere Monate das innere Gleichgewicht sehr zuverlässig wiederherstellen.

Schlafstörungen

Meditation, Schäfchen zählen und montoner Singsang sind bei Ihnen wirkungslos? Versuchen Sie es doch mit Baldrian und Hopfen: die befördern Sie schnell ins Reich der Träume.

Diese Kräuter helfen

Wirksame Pflanzen: Baldrianwurzel, Hopfenzapfen und Passionsblume.
Ebenfalls hilfreich: Lavendel, ätherisches Lavendelöl sowie Betonienkraut.

Symptome und Diagnose

Drückende Alltagssorgen, Konflikte in der Partnerschaft oder Alltagsstress führen häufig zu Schlafstörungen. Wenn Alltagskonflikte tagsüber nicht ausreichend verarbeitet werden, beschäftigen sie nachts das Unterbewusstsein. Auch Nicht-Abschalten-Können ist einer der Hauptgründe für Schlafstörungen. Doch auch falsches Verhalten kann zu Schlafstörungen führen. So gehen viele Menschen gewohnheitsmäßig nach der Uhr zu Bett und liegen dann wach, weil sie noch gar nicht richtig müde sind.

Wie groß ist ihr Schlafbedürfnis?

Schlaf tagsüber oder abends vor dem Fernseher kann zu nächtlichen Schlafstörungen führen, weil der Schlafrhythmus aus dem Takt kommt. Schwere Abendmahlzeiten, langes Fernsehen oder Lesen vor dem Einschlafen im Bett führen häufig zu gestörter Nachtruhe. Koffein (in Kaffee, Tee und Colagetränken) wirkt bei einem Teil der Menschen besonders lange nach – bis zu 6 bis 8 Stunden, was genetisch bedingt ist. Damit kann der Schlaf erheblich gestört werden. Allerdings haben manche Menschen auch falsche Vorstellungen vom Schlafen: So ist das Schlafbedürfnis individuell sehr unterschiedlich. Manchen Menschen reichen 4 bis 5 Stunden, während andere mit 8 Stunden Schlaf noch nicht ausreichend leistungsfähig sind. Gerade ältere Menschen, die genug Zeit haben, im Bett zu liegen, und auch noch am Tag ein Nickerchen machen, überschätzen ihren nächtlichen Schlafbedarf fast immer und beklagen deshalb »Schlafstörungen«.

Hilfe durch Kräuter

Baldrianwurzel, Hopfenzapfen und Passionsblume sind vortreffliche Heilpflanzen, wenn das Einschlafen schwerfällt.
Baldrian wirkt je nach der Dosierung unterschiedlich. Während für die beruhigende Wirkung am Tag eine geringe Menge ausreicht, muss die Dosis von Baldrian am Abend zum Einschlafen deutlich höher sein. Das wird mit Baldriantee, der nicht besonders gut schmeckt, kaum erreicht, weshalb man Baldrian zum Einschlafen möglichst als hochdosiertes Fer-

tigpräparat (Apotheke) kaufen soll. Baldrian sollte man 1 Stunde vor dem Schlafengehen einnehmen, am besten kurweise über mehrere Wochen oder auch Monate. Eine Abhängigkeit oder ein Nachlassen der Wirkung tritt dabei nicht ein.

* Hopfentee

1 gehäufter TL zerkleinerte Hopfenzapfen mit 1 Tasse kochendem Wasser übergießen, 10 bis 15 Minuten ziehen lassen, abends 2 bis 3 Tassen trinken.

Meist wird Hopfen jedoch mit anderen Heilpflanzen kombiniert, so der beruhigend wirkenden Passionsblume. Neben Fertigtabletten und –tropfen, die alle in unterschiedlichen Dosierungen die genannten Heilpflanzen enthalten, können Sie sich einen speziellen Schlaftee zusammenmischen.

* Passionsblumentee

1 TL getrocknetes Passionsblumen-Kraut mit 150 Milliliter kochendem Wasser übergießen, 10 Minuten zugedeckt ziehen lassen und durch ein Sieb abgießen. 2 bis 3 mal täglich sowie kurz vor dem Schlafengehen jeweils 1 Tasse trinken.

* Schlaftee

35 g Baldrianwurzel ▪ 35 g Hopfenzapfen ▪ 35 g Passionsblumenkraut

Die Kräuter mischen. Pro Tasse 1 bis 2 TL der Teemischung mit kochendem Wasser überbrühen, 15 Minuten ziehen lassen und durch ein Sieb abgießen. Nach dem Abendessen und 1 Stunde vor dem Schlafengehen 1 Tasse davon trinken.

- **Tipp: Wem der Geruch von Baldrian nicht zusagt, kann stattdessen auch Melissenblätter nehmen. Dann sollten Sie den Tee aber nur überbrühen.**

Was sonst noch hilft

Sehr häufig wird das Einschlafen bei Frauen durch kalte Füße beinträchtigt. Das können Sie leicht ändern: während Sie Ihren Schlaftee trinken, machen Sie ein heißes Fußbad mit Lavendelzusatz. **Lavendel** hat eine beruhigende, müde machende Wirkung, die auf den ätherischen Ölen beruht. Kaufen Sie am besten Lavendelöl und geben Sie es tropfenweise in das Fußbad. Dabei den Fernseher ausschalten, Ruhe einkehren lassen, das Zimmerlicht dämpfen und dieses Ritual kurweise mehrere Wochen durchführen. Wer keine kalten Füße hat, kann statt des Fußbades eine Duftöllampe mit einigen Tropfen Lavendelöl brennen lassen – auch das fördert den Schlaf.

Ein altes Rezept der Heiligen Hildegard ist zudem ein Schlafsäckchen gefüllt mit **Betonienkraut**. Es wird entweder ins Kopfkissen gesteckt oder auf die Brust gelegt. Es hilft neben Einschlafstörungen auch gegen Albträume. Die Betonie mit ihren rosa bis purpurroten Blüten war eine der angesehensten Heilpflanzen der Antike und des Mittelalters. Sie ist ein Kraut aus der Familie der Lippenblütler (Lamiaceae) und wird auch »Echter Ziest«, »Gemeine Betonie«, »Heil-Batunge« oder »Heilziest« genannt.

Kopfschmerzen und Migräne

Wer sie hat, tut alles, sie ganz schnell wieder loszuwerden, vor allem Migränepatienten haben meist schon alles versucht. Gute Erfolge beweisen auch hier einmal mehr Heilkräuter.

Diese Kräuter helfen

Wirksame Pflanzen: Weidenrinde, Pestwurz sowie Pfefferminzöl.
Ebenfalls hilfreich: Magnesium, Ausdauerbewegung an der frischen Luft, Entspannungstechniken und Akupunktur.

Symptome und Diagnose

Der Spannungskopfschmerz wird als dumpf-drückend meist in beiden Kopfhälften, wie ein Schraubstockgefühl, drückender Ring um den Kopf oder als schwere Last auf der Schädeldecke beschrieben. Er kann vom Nacken zur Stirn oder auch umgekehrt ausstrahlen. Auslöser sind häufig heftige Luftdruckänderungen (z.B. ein herannahendes Sturmtief oder Föhnwetter), psychische Anspannung (Stress), körperliche Überarbeitung, Schlafmangel, Verspannungen der Kopf- und Nackenmuskeln durch falsche Haltung oder – besonders bei Frauen – eine zu geringe Trinkmenge.

Teufelskreis Schmerzmittel

Kopfschmerzen können aber auch durch zu häufigen Gebrauch von Schmerzmitteln entstehen, ein Teufelskreis, aus dem Betroffene manchmal erst in einer Suchtklinik herausfinden. Bei manchen Frauen treten häufige Kopfschmerzen erst in den Wechseljahren auf, wenn die Hirnhäute empfindlich auf die nachlassenden Östrogene im Körper reagieren. Hier hilft meist nur die Hormoneinnahme.

Mehr als nur Kopfschmerz: Migräne

Bei der Migräne ist der Schmerzcharakter ein anderer: er ist oft nur in einer Kopfhälfte, häufig in Stirn-, Schläfen- und Augenhöhlengegend, beginnt oft im Nacken, vom Charakter her extrem stark, pochend, gleichzeitig streikt meist der Magen, sodass heftigste Übelkeit bis hin zu Erbrechen von Galle auftritt, gelegentlich sogar Durchfall. Oft lösen grelles Licht, Lärm (z.B. in der Diskothek oder in einem Einkaufscenter) oder intensive Gerüche (z.B. Parfüm) den Migräneanfall aus. Erstes Warnsymptom ist häufig ein Flackern oder Zick-Zack-ähnliches Flimmern im Gesichtsfeld, danach beginnen die Schmerzen. Diese entstehen, weil sich während des Anfalls die Blutgefäße in der Hirnhaut weiten, wodurch Entzündungsstoffe durch die Gefäßwände schlüpfen und die Nerven reizen.
Migräne betrifft sehr viel häufiger Frauen als Männer und ist auf der ganzen Welt verbreitet. Die Veranlagung zu Migräne wird in der Regel vererbt.

Hilfe durch Kräuter

Gegen Spannungskopfschmerzen hilft **Pfefferminzöl.** Die optimale Wirkung wird durch eine spezielle 10%ige Konzentration des Minzöls in der Lösung (Fertigpräparat aus der Apotheke) erreicht. Tragen Sie es großflächig auf Stirn, Schläfen, Haaransatz und Nackenregion auf, und wiederholen Sie die Anwendung nochmals nach 15 oder 30 Minuten. Die Wirkung entspricht der von 2 Tabletten eines gängigen Schmerzmittels wie Aspirin oder Paracetamol. Weidenrinde wirkt schmerzhemmend und antientzündlich und ist das Vorbild für die chemische Synthese des Schmerzmittels Aspirin, weshalb es ebenso die Magenschleimhaut angreifen kann. Weidenrinde gibt es in Tablettenform oder als Tee (der jedoch stark bitter schmeckt).

* Weidenrindentee

2 TL mit 1 Tasse kaltem Wasser ansetzen, zum Sieden erhitzen (nicht kochen) und nach 5 bis 10 Minuten durch ein Sieb abgießen. Bedarfsweise 1 bis 3 Tassen täglich trinken.

- **Tipp: Weidenrindentee sollten Sie nicht dauerhaft trinken.**

Während pflanzliche Wirkstoffe beim akuten Migräneschmerz nicht helfen, gibt es eine gut untersuchte Heilpflanze, die als vorbeugende Kur gegen Migräneanfälle hilft: die **Pestwurz.** Während ein Tee davon nicht zubereitet werden darf wegen eines möglichen Krebsrisikos darin enthaltener Bestandteile, ist ein in Deutschland hergestelltes Fertigpräparat in Kapselform von diesen Bestandteilen völlig gereinigt und deswegen unbedenklich einzunehmen. Pestwurz hat eine starke krampflösende Wirkung. Eine 3-monatige kurweise hochdosierte Einnahme der Pestwurzkapseln führt zu einer in der Praxis bestätigten, deutlichen Reduktion der Häufigkeit von Migräneanfällen.

Was sonst noch hilft

Gegen Kopfschmerzen und Migräne helfen oft schon einfache Tricks: Achten Sie auf eine ausreichende **Trinkmenge** (2 bis 2,5 Liter pro Tag) sowie auf nicht zu große Abstände zwischen den Mahlzeiten und nehmen Sie hochdosiertes Magnesium ein (das einer übermäßigen Spannung in den Hirnhautgefäßen vorbeugt). Auch Stress spielt bei der Migräne eine wesentliche Rolle. So hatten einige Frauen, die während ihrer Berufstätigkeit oft an Migräneanfällen litten, während einer längeren Berufspause keinen einzigen Migräneanfall. Die Forschung hat auch die vorbeugende Wirkung von stressabbauenden Maßnahmen nachgewiesen: Regelmäßige **Ausdauerbewegung** an der frischen Luft (wie Walking oder Jogging) reduziert genauso wie **Entspannungstechniken** (autogenes Training, Progressive Muskelentspannung nach Jacobson) die Migränehäufigkeit. Schließlich hilft außerdem die **Akupunktur** gegen beide Schmerzformen oft jahrelang, vorausgesetzt sie wird bei einem guten und erfahrenen Therapeuten durchgeführt. Wenn ihre Wirkung nachlässt, helfen oft ein paar Auffrischungssitzungen.

Niedriger Blutdruck und Kreislaufschwäche

Wer dauerhaft an zu niedrigem Blutdruck leidet, hat oft mit Leistungstiefs und Konzentrationsschwäche zu kämpfen. Hier schaffen die richtigen Heilkräuter schnelle Abhilfe.

Diese Kräuter helfen

Wirksame Pflanzen: Rosmarin, Rosmarinöl, Campher sowie Weißdorn.
Ebenfalls hilfreich: Kaltwasseranwendungen, Sport, ausreichendes Trinken und Salzen.

Symptome und Diagnose

Mit niedrigem Blutdruck lebt man lange, aber oft schlecht. Das ist überspitzt auf den Punkt gebracht, was die Betroffenen erleiden: Man ist oft müde, antriebslos, kommt morgens kaum aus dem Bett und schlecht auf Touren, fühlt sich oft schnell erschöpft, schwindlig, kippt bei längerem Stehen leicht um, ist eher wetterfühlig, friert leicht, hat kalte Hände und Füße, die einen am Einschlafen hindern. Auch tagsüber kommt es oft zu Leistungstiefs und Konzentrationsschwäche. Ein typischer Hinweis ist Schwarzwerden vor den Augen beim raschen Aufstehen aus der Hocke oder nach längerem Sitzen.

Ursachen: Hormone und Vererbung

Frauen sind, insbesondere vor den Wechseljahren, sehr viel häufiger davon betroffen als Männer, allerdings ändert sich die Situation oft nach dem Klimakterium, wenn aus dem niedrigen Blutdruck allmählich ein hoher wird. Man nimmt an, dass neben einer erblichen Veranlagung die weiblichen Hormone einen wesentlichen Einfluss auf den Blutdruck haben. Während der normale Blutdruck 120/80 mmHg beträgt, spricht man von niedrigem Blutdruck erst bei Werten, die unter 100/70 mmHg auch bei wiederholten Messungen liegen. Beim Arzt sollte zumindest bei einem Basischeck eine Blutarmut, ein Eisenmangel, eine Schilddrüsenunterfunktion oder ein Herzfehler ausgeschlossen und ggf. spezielle Untersuchungen veranlasst werden.

Hilfe durch Kräuter

Durch seine dem Campher ähnlichen ätherischen Öle wirkt Rosmarin tonisierend, also belebend für den Kreislauf und das Nervensystem. In der einfachsten Anwendung ist Rosmarintee hilfreich:

* Rosmarintee

1 TL feingeschnittene Rosmarinblätter mit 1 Tasse heißem (nicht kochendem) Wasser übergießen, 5 Minuten ziehen las-

sen und durch ein Sieb abgießen. Morgens und mittags 1 Tasse vor den Mahlzeiten kurweise trinken.

- **Tipp: Rosmarintee hilft auch gegen Verdauungsstörungen, Blähungen und Völlegefühl, kann aber bei höherer Dosierung leicht zu Magen- und Darmreizung führen.**

Rosmarin wirkt durch seine ätherischen Öle auch als Badezusatz kreislaufanregend. Stellen Sie sich einen duftenden Badezusatz ganz einfach selbst her:

* Tonisierendes Rosmarinbad

50 g Rosmarinblätter mit 1 Liter Wasser heiß (nicht kochend) aufgießen, zugedeckt 30 Minuten ziehen lassen, durch ein Sieb abgießen und dem nicht zu heißen Badewasser (34 bis 36 Grad) zugeben.

- **Tipp: Man solte das Bad morgens möglichst bald nach dem Aufstehen nehmen und danach eine Stunde ruhen. Keinesfalls abends oder zu heiß baden, da sonst die kreislauftonisierende Wirkung die Nachtruhe stört.**

Campher, gewonnen aus dem Holz und den Blättern des Campherbaums, ist ein altes Mittel zur Kreislauftonisierung. Auch in der Hildegardmedizin findet er in gleicher Weise Anwendung. Auch heute noch hat ein Fertigpräparat in Tropfenform, das neben Campher auch Weißdorn enthält, bei Einnahme auf einem Stück Würfelzucker (im Mund zergehen lassen, es gelangt dadurch sehr schnell in den Blutkreislauf) eine berechtigte, weit verbreitete Anwendung bei akuten Kreislaufstörungen und Kollaps.

Wenn bei älteren Menschen der Blutdruck oft niedrig ist und Schwächegefühle sowie Schwindel hervorruft, hilft Weißdorntee zur Herzkräftigung.

* Herzkräftigender Weißdorntee

2 TL Weißdornfrüchte mit 1 Tasse heißem Wasser überbrühen, 20 Minuten ziehen lassen und durch ein Sieb abgießen. 2 bis 3 Tassen täglich trinken.

- **Tipp: Weißdorntee muss mehrere Monate regelmäßig getrunken werden, da die volle herz- und kreislaufstärkende Wirkung erst allmählich einsetzt.**

Was sonst noch hilft

Kaltes Wasser hebt den Blutdruck und damit auch die Stimmung. Pfarrer Kneipp fand heraus, dass die **Kaltwasseranwendungen** vormittags um 9 Uhr am Nachhaltigsten wirken. Kalte Knie- und Schenkelgüsse oder das Wassertreten in Kneipp-Becken (oder auch in der heimischen Badewanne) normalisieren bei häufiger Anwendung die Gefäßregulation. Die morgendliche heiße Dusche sollte als Kreislauftraining immer mit kaltem Wasser beendet werden.

Regelmäßiger **Sport** und **ausreichendes Trinken** sollte bei Menschen mit Kreislaufproblemen ebenso dazugehören wie regelmäßiges Essen. Dabei brauchen Sie nicht mit Salz zu geizen, im Gegenteil: Trinken Sie vormittags regelmäßig 2 Tassen gut gesalzene Gemüsebrühe. Diese einfache Maßnahme wirkt gut gegen niedrigen Blutdruck.

Krampfadern und offene Beingeschwüre

Sie werden verharmlost, verborgen und vergessen: Was als Krampfader beginnt, macht Betroffenen meist lebenslang schwer zu schaffen. Erleichterung gibt's aus der Naturapotheke.

Diese Kräuter helfen

Wirksame Pflanzen: Rosskastanie, Rotes Weinlaub, Steinklee, Buchweizenkraut, Petersilie, Ackerschachtelhalm, Zaubernuss, Ringelblumen.
Ebenfalls hilfreich: Zinkpräparate, Stütz- und Kompressionsstrümpfe, Kaltwasser-Anwendungen sowie Bewegung.

Symptome und Diagnose

Jede zweite Frau (und weitaus weniger Männer) leidet an Krampfadern. Meist steckt eine vererbte Veranlagung zur Bindegewebsschwäche dahinter. Krampfadern bilden sich durch die ständige Überlastung der Beinvenen, die das sauerstoffarme Blut gegen die Schwerkraft in Richtung Herz zurückbefördern müssen. Die Pumpe, die das Venenblut in Bewegung bringt, sind die Beinmuskeln. Allgemeiner Bewegungsmangel sowie langes Sitzen und Stehen begünstigen die Krampfaderbildung.

Die weiblichen Hormone, insbesondere in der Schwangerschaft, aber auch die Pille oder Hormonpräparate in den Wechseljahren, lassen die Venenwände noch mehr erschlaffen. In den äußerlich sichtbaren und tief in den Beinmuskeln versteckten Krampfadern staut sich immer mehr Blut, was sich als Schwere-, Spannungsgefühl, manchmal auch Hitzegefühl oder Juckreiz, Krämpfe und abendliche Schwellung bemerkbar macht.

Entzündungen sind folgenschwer

Eine oberflächliche Krampfader kann sich auch schmerzhaft entzünden (Venenentzündung), während sich eine gefährliche Thrombose, also ein Blutgerinnsel, in den tiefen, von außen nicht sichtbaren Beinvenen bildet. Bei lange bestehenden Krampfadern oder nach einer früheren Thrombose kann sich im späteren Leben ein offenes Beingeschwür, welches oft kaum mehr zuheilt, meist im Bereich des Innenknöchels bilden. Damit es erst gar nicht so weit kommen kann, sollten rechtzeitig vorbeugende Maßnahmen getroffen werden.

Hilfe durch Kräuter

Aus den braunen, reifen Früchten der **Rosskastanie** werden sehr wirksame Fertigpräparate hergestellt. Sie erhöhen die Spannkraft der Venen (in leichteren Fällen) und dichten die Venenwände ab. Am besten kurmäßig immer wieder mehrere Monate einnehmen. Die Wirkstoffe (z. B. Aescin) reizen bei Magenempfindlichen die Schleimhaut. Wesentlich schwächer als Kapseln wirken Rosskastanien-Venensalben, hierbei kommt mehr der Massageeffekt beim Auftragen zur Geltung. Das gleiche gilt auch für Venenkapseln und -salben aus **Roten Weinlaub**. Welche Pflanze bei Ihnen besser wirkt, müssen Sie längerfristig testen, denn gemäß Untersuchungen wirken beide gleich gut.

* Steinkleezee

Für einen Tee 1 bis 2 TL Steinkleekraut mit 1 Tasse siedendem Wasser übergießen, 10 Minuten ziehen lassen und durch ein Sieb abgießen. Kurmäßig 3 Tassen täglich mehrere Wochen trinken.

- **Tipp: Steinkleetee wirkt bei Krampfaderleiden, wenn vor allem abends die Füße und Knöchel anschwellen.**

Auch **Buchweizenkraut** wirkt gegen Krampfadern mit Schwere und Schwellungen der Beine. Hierfür am besten Fertigpräparate mit ausreichendem Wirkstoffgehalt (Apotheke) kaufen.
Wenn die Beine durch die krampfaderbedingte Blutstauung gegen Abend stark anschwellen, hilft auch Petersilientee.

* Entwässernder Petersilientee

2 TL feingeschnittenes Kraut und Wurzel mit 1 Tasse kochendem Wasser übergießen, 10 bis 15 Minuten ziehen lassen und durch ein Sieb abgießen. Mehrere Tassen täglich trinken.

Häufig treten bei Krampfaderpatienten auch äußerliche Venenentzündungen auf, die Sie mit feuchten Kräuter-Umschlägen zum Abklingen bringen können.

* Zaubernuss-Umschläge

1 EL kleingeschnittene Zaubernuss-Blätter und –Rinde mit 1 Tasse Wasser aufkochen, 15 Minuten ziehen lassen und durch ein Sieb abgießen. Den Sud unverdünnt für die Umschläge anwenden.

- **Tipp: Am besten wirken die Umschläge, wenn Sie sie gleich ganz zu Beginn der Venenentzündung anwenden.**

Wenn sich ein Beingeschwür mit einer offenen Stelle ankündigt, sollten Sie nicht nur eine Venenmittel innerlich anwenden und vom Aufstehen bis zum Schlafengehen einen Kompressionsstrumpf anziehen, sondern auch Ringelblumensalbe aufstreichen, solange die Wunde nicht nässt. **Ringelblumenblüten**, am besten als Fertigsalbe, wirken entzündungshemmend und fördern die Geweberegeneration. Sobald die Wunde aber nässt, macht man Umschläge mit Ackerschachtelhalm:

* Schachtelhalm-Umschläge

50 g Ackerschachtelhalm mit etwa 500 ml Wasser ansetzen, 1 Stunde kochen lassen und durch ein Sieb abgießen. Mit dem Sud feuchte Umschläge auf die nässende Wunde machen.

Die Wundheilung können Sie durch die Einnahme von hochdosierten **Zinkpräparaten** unterstützen. Falls das Bein zur

Anschwellung neigt, unterstützend Steinklee- oder Petersilientee trinken.

Was sonst noch hilft

Tragen Sie **Stützstrümpfe**, noch zweckmäßiger **medizinische Kompressionsstrümpfe**: das bremst auf lange Sicht das Fortschreiten des Krampfaderleidens. Insbesondere in der Schwangerschaft, bei Stehberufen und bei langer sitzender Tätigkeit hilft so ein straffer Strumpf die Venen in Form zu halten. **Bewegung** sorgt für die nötige Muskelpumpe, abendliches Hochlagern der Beine über Herzhöhe lässt das Blut leichter zurückfließen.

Alle **Kneipp-Anwendungen** mit Kaltwasser sind gut gegen Krampfadern: kalte Güsse und Wassertreten in Kaltwasserbecken so oft wie möglich machen.

Bei normalen Krampfadern ist Sauna erlaubt, wenn man nach jedem Saunagang die Beine mit kaltem Wasser abduscht. Schlecht sind Bäder in warmem Thermalwasser – nicht selten entwickeln sich danach Venenentzündungen und Thrombosen. Achtung: Eine Thrombose immer vom Arzt behandelt lassen!

Ausfluss

Er ist ganz normal, und wenn nicht infektiös bedingt, auch ganz harmlos – und trotzdem ziemlich lästig. Hier können Sie ihm rein pflanzlich zu Leibe rücken – und höchst effektiv!

Diese Kräuter helfen

Wirksame Pflanzen: Weiße Taubnessel sowie Schafgarbe.

Ebenfalls hilfreich: milde Intimhygiene, Zäpfchen mit Döderlein-Bakterien und kohlenhydrat- sowie säurearme Ernährung.

Symptome und Diagnose

Der normale Ausfluss variiert im Zyklus einer Frau: Unter dem Östrogeneinfluss wird er zum Eisprung hin immer dünner, glasiger und reichlicher, während er in der zweiten Zyklushälfte unter dem Progesteroneinfluss zäher, milchig weißlich und weniger wird. Der normale Ausfluss ist fast geruchlos und verursacht keine Reizung. Er schützt die Scheidenschleimhaut vor dem Austrocknen und die körpereigenen Milchsäurebakterien, die so genannte Döderleinflora, bilden einen natürlichen Schutz vor eindringenden Krankheitserregern.

Wenn der Ausfluss zu reichlich ist, muss zunächst von der Frauenärztin eine organische Ursache, wie eine Pilz- oder Bakterieninfektion oder auch das Vorliegen einer hormonellen Störung ausgeschlossen werden. Ausfluss ohne eine derartige Ursache, der so genannte Weißfluss, kommt häufiger bei jungen Frauen zwischen 20 und 25 Jahren vor. Tritt er bei Frauen deutlich nach der Menopause auf, sollten Sie ihn aufgrund der geänderten Hormonsituation nicht selbst behandeln. Wenn der Ausfluss nicht aufgrund einer Pilz- oder Bakterieninfektion auftritt oder durch hormonelle Störungen ausgelöst wird, sollten Sie zu natürlichen Behandlungsmethoden, wie etwa Kräutermedizin, greifen.

Hilfe durch Kräuter

Die weißen Blüten der Taubnessel, die aus dem Kelch herausgezupft werden müssen, helfen durch ihre Gerbstoffe gegen übermäßigen Weißfluss.

* Taubnesseltee

2 TL mit 1 Tasse kochendem Wasser überbrühen, 10 Minuten ziehen lassen und durch ein Sieb abgießen.

- **Tipp: Den Taubnesseltee wenden Sie am besten kurweise über einige Wochen an. Trinken Sie mehrere Tassen pro Tag.**

Vorsichtige Scheidenspülungen mit Hilfe eines so genannten Irigators (Apotheke) werden ebenso mit Abkochungen der Taubnesselblüten durchgeführt.

* Taubnessel-Spülung

50 g Taubnessel mit 500 ml heißem Wasser übergießen, 10 Minuten ziehen lassen und durch ein Sieb abgießen. Die Spülung in lauwarmem bis abgekühltem Zustand durchführen.

- **Tipp: Taubnessel-Spülungen können Sie kurmäßig über 1 bis 2 Wochen machen. Machen Sie sie maximal einmal täglich.**

Auch die längere Einnahme von Schafgarbentee (siehe Seite 105) sowie Schafgarbensitzbäder (siehe Seite 105) wirken unterstützend gegen den Ausfluss.

Was sonst noch hilft

Bei der Intimhygiene gilt: allzu viel des gutgemeinten Waschens reizt eher. Benutzen Sie keine Intimwaschlotionen, Feuchttücher oder parfümierte Produkte. Am besten ist **klares Wasser**. Auch sollten Sie keine so genannten Bio-Tampons z. B. aus Naturschwamm verwenden, da sie nie keimfrei sind und zu schwersten Scheideninfektionen führen können. Slips aus Kunstfasern oder Slipeinlagen fördern das Schwitzen – verwenden Sie nur **kochfeste Unterwäsche** aus Baumwolle. Außerhalb der Menstruation sollten Sie besser keine Tampons benützen, da sie sonst die Scheide stark reizen und noch mehr Ausfluss provozieren.

Wenn die Frauenärztin feststellt, dass die eigene Scheidenflora nicht optimal ist, könnte man abends mehrere Wochen lang ein **Zäpfchen** mit den natürlichen **Döderlein-Bakterien** in die Scheide einführen. Das sollte man aber mit der Ärztin zuvor absprechen.

Auch die richtige **Ernährung** ist hilfreich: Achten Sie auf eine kohlenhydrat- und säurearme Ernährung. Besorgen Sie sich so genannte pH-Indikator-Streifen. Wenn Ihr Morgenurin unter 7,0 liegt, ist Ihr Organismus übersäuert.

Prämenstruelles Syndrom

Launisch, empfindlich und aufgeschwollen: So fühlen sich viele Frauen an den Tagen vor den Tagen. Das muss aber nicht sein! Die richtigen Kräuter verschaffen Erleichterung.

Diese Kräuter helfen

Wirksame Pflanzen: Mönchspfeffer, Nachtkerzenöl, Schafgarbe und Lavendel.
Ebenfalls hilfreich: Vitamin B_6, Zink, vollwertige Ernährung und Sport.

Symptome und Diagnose

Viele Frauen leiden am prämenstruellen Syndrom (PMS) mit typischen Beschwerden wie Brustspannen, Blähbauch, Völlegefühl, Verstopfung, Wassereinlagerung in Händen und Füßen, Venenbeschwerden, Stauungsgefühl im Unterleib, Hautunreinheiten oder Heißhungerattacken, insbesondere auf Süßes. Manche Frauen leiden auch mehr unter psychischen Beschwerden wie depressiver Stimmung, Stimmungslabilität, Antriebslosigkeit, starke Reizbarkeit, Nervosität und innerer Anspannung.

Mit dem Alter steigt die PMS-Häufigkeit

Diese Beschwerden treten typischerweise nie nach der Menstruation, sondern nur ein paar Tage zuvor auf. In schweren Fällen beginnen sie aber bereits nach dem Eisprung und dauern dann fast zwei Wochen an. Frauen unter 30 sind kaum davon betroffen, doch gegen die Wechseljahre hin nimmt das PMS an Häufigkeit zu. Auslösend hierfür ist ein Ungleichgewicht der weiblichen Hormone Östrogen und Progesteron.

Hilfe durch Kräuter

Gegen diese Beschwerden hilft wissenschaftlich anerkannt die Einnahme von **Mönchspfeffer**. Die Wirkstoffe der pfefferartig scharf schmeckenden Extrakte sind selbst nicht hormonell wirksam, sondern regulieren ein gestörtes Gleichgewicht der Botenstoffe Prolaktin und Dopamin im Gehirn. Dies wirkt ausgleichend auf die hormonelle Dysbalance, wobei es nötig ist, Mönchspfeffer als Fertigpräparat regelmäßig täglich morgens mindestens 6 Monate einzunehmen. Die Verträglichkeit ist ausgezeichnet und die Beschwerden lassen sehr häufig wirksam nach. Auch die schmerzhaften Brustverspannungen können sehr gut mit Mönchspfeffer behandelt werden.

Spezielle Fettsäuren helfen

Während gesättigte Fettsäuren aus tierischen Lebensmitteln wie Fleisch und Wurst das PMS eher verschlechtern, hilft **Nachtkerzenöl**, das reich an ungesättigten Fettsäuren wie Gamma-Linolensäure ist, gegen prämenstruelle Beschwerden. Man sollte Nachtkerzenöl mehrere Monate in Kapselform zu den Mahlzeiten regelmäßig einnehmen, dann ist es sehr häufig eine wirksame Hilfe.

In der zweiten Zyklushälfte empfiehlt es sich, mehrmals wöchentlich ein **Schafgarbensitzbad** (siehe Seite 105), das entspannend und entkrampfend auf den Unterleib wirkt, zu nehmen.

Wer den Duft von **Lavendel** gerne mag, sollte ruhig öfter Lavendelöl in die Duftlampe abends geben oder ein entspannendes Lavendelbad nehmen. Lavendel entspannt und beruhigt die Nerven, so dass die stressige prämenstruelle Phase etwas gelassener erlebt werden kann.

* Heilpflanzentee

Mischen Sie Schafgarben-, und Frauenmantelkraut, Engelwurz und Johanniskraut zu gleichen Teilen. Pro Tasse 1 EL der Mischung mit 1 Prise Zimt würzen, mit kochendem Wasser übergießen, ziehen lassen und durch ein Sieb abgießen.

- **Tipp: Trinken Sie kurmäßig 2 bis 3 Tassen täglich über 6 Wochen.**

Wer unter Wassereinlagerungen leidet, kann entwässernden Petersilientee trinken und sollte auf die Ernährung achten.

* Petersilientee

2 TL feingeschnittenes Kraut und Wurzel mit 1 Tasse kochendem Wasser übergießen, 10 bis 15 Minuten ziehen lassen und durch ein Sieb abgießen.

- **Tipp: Zur Entwässerung trinken Sie täglich mehrere Tassen des Tees.**

Was sonst noch hilft

Vitamin B_6 sollte vor allem bei psychischen Störungen wie depressiver Stimmungslage in einer täglichen Menge von 50 bis 100 mg eingenommen werden (am besten 2 bis 3 Tage vor dem Beginn der Beschwerden nehmen).

Auch **Zink** schützt vor depressiven Phasen. Empfehlenswert ist die Einnahme in Tablettenform, da Zink relativ schlecht aus pflanzlichen Lebensmitteln verwertet werden kann, andererseits aber Fleisch als bedeutender Zinklieferant eher sparsam verzehrt werden sollte, da es sich auf das PMS eher verschlechternd auswirkt.

Vollwertige Ernährung

Stellen Sie Ihre **Ernährung** in der zweiten Zyklushälfte auf pflanzlich und vollwertig um. Fleisch und Wurst sollten Sie reduzieren, Fisch gelegentlich und etwas Milchprodukte verzehren. Diese kohlenhydrat-, vitamin- und mineralstoffreiche, aber eiweißreduzierte Ernährung verbessert die Nährstoffversorgung im Gehirn für die Serotoninbildung, das für besseres Wohlbefinden sorgt.

Gegen ausgeprägte Wassereinlagerung hilft es, Kochsalz sparsam zu verwenden (Vorsicht vor Fertigkost) und kaliumreiches Obst (alle Sorten) und Gemüse (besonders Blumenkohl, Brokkoli, Tomaten, Kürbis) zu bevorzugen. Ab und zu ein salzloser Reis-Obst-Tag oder Kartoffeln mit Kräuterquark und eine große Salatportion helfen bei der Entwässerung.

Frauen, die regelmäßig **Sport** treiben, leiden seltener und auch weniger stark am PMS. Werden Sie deshalb aktiv!

Zyklusstörungen und schwache Menstruation

Alles komplett durcheinander oder kommt die monatliche Blutung nicht in Gang? Kein Grund, gleich zur chemischen Keule zu greifen: Kräutermedizin hilft auf die sanfte Art.

Diese Kräuter helfen

Wirksame Pflanzen: Mönchspfeffer, Lavendel und Melisse.
Ebenfalls hilfreich: Akupunktur, Autogenes Training, Yoga, leichter Sport sowie Tanz.

Symptome und Diagnose

Starke Zyklusstörungen können durch Krankheiten, Einnahme von Medikamenten, Untergewicht, Magersucht, einseitige Diäten, starken Stress, psychische Überlastung oder extremen Leistungssport verursacht werden. Wenn ernsthafte Gründe von der Frauenärztin ausgeschlossen wurden, kann auch eine leichte hormonelle Unregelmäßigkeit der Auslöser für Zyklusstörungen, prämenstruelle Schmierblutungen oder schwache Blutungen sein. So kann es etwa im Eierstock durch eine so genannte Gelbkörperschwäche (der Gelbkörper ist der Rest des Eibläschens) zu einer mangelhaften Progesteronbildung kommen. Bei Frauen, die Stress ausgesetzt sind, kann auch eine leichte Erhöhung des Stresshormons Prolaktin die Zyklusstörungen auslösen.

Hilfe durch Pflanzen

Ähnlich wie beim PMS, hilft die regelmäßige mehrmonatige Einnahme von **Mönchspfeffer** gegen Zyklusstörungen.
Wenn der Stress als Auslöser im Vordergrund steht, wirken Heilkräuter, die abends entspannen helfen und die innere Harmonie wieder herstellen, unterstützend. In Frage kommen **Lavendel** oder **Melisse** (siehe Seite 89 und 111).
Gute Erfahrungen liegen bei der Behandlung von Zyklusstörungen, selbst bei Ausbleiben der Regelblutung ohne organische Ursache, mit der Traditionellen Chinesischen Medizin vor. Neben **Akupunktur** helfen insbesondere Heilkräuter, die individuell für die betroffene Frau zu Teemischungen zusammengestellt und mehrere Wochen getrunken werden.

Was sonst noch hilft

Wenn der Stress offensichtlich im Vordergrund steht, sollten Sie aktiv dagegen vorgehen, beispielsweise mit **Autogenem Training** oder **Yoga**. Manche Frauen treiben lieber leichten **Sport** wie Walking, Jogging oder Radfahren. Auch **Tanzgruppen** (z. B. indischer Tanz, Bauchtanz) können eine wirksame Hilfe sein.

Zu starke Menstruation

Körperliche und seelische Belastungen, Stress, Reisen und Infektionskrankheiten wirken häufig blutungsverstärkend. Die richtigen Kräuter können hier kleine Wunder wirken!

Diagnose

Etwa ab dem 35. bis 40. Lebensjahr kommen starke Monatsblutungen häufiger vor. Sie sind für die Betroffenen nicht nur lästig und schränken die Teilnahme am normalen Leben ein, sondern können durch den Blutverlust zum Eisenmangel, zur Blutarmut und zum Mangel an wichtigen Mineral- und Nährstoffen führen. Manchmal ist eine Gelbkörperhormonschwäche (siehe Seite 104) ursächlich, häufig aber auch Myome in der Gebärmutter (gutartige Schwellungen, deren Ursache man nicht kennt).

Diese Kräuter helfen

Wirksame Pflanzen: Odermennigkraut, Zaubernuss und Blutwurz.

Ebenfalls hilfreich: Eisenpräparate, eisenreiche Ernährung, Autogenes Training und Yoga.

Hilfe durch Kräuter

Starke Blutungen können vermindert werden mit Blutwurz, Zaubernuss und Odermennigkraut (Herba Agrimoniae). Dieses aus der Familie der Rosengewächse stammende Kraut wird in der Traditionellen Chinesischen Medizin (TCM) als blutungsstillendes Kraut verwendet.

* Blutungsschwächender Tee

30 g Odermennigkraut mit 250 ml kaltem Wasser aufsetzen, zum Kochen bringen, zugedeckt 20 Minuten köcheln lassen und durch ein Sieb abgießen. Diesen Sud tassenweise direkt gegen die starken Blutungen innerhalb des ersten Tages antrinken, eventuell einen Rest oder die gleiche Menge nochmals am zweiten Tag.

Die Zaubernuss wirkt durch ihren Gerbstoffgehalt ebenfalls blutstillend. Traditionell wurde Zaubernuss-Tee bei den Indianerinnen Nordamerikas gegen eine zu starke Menstruation getrunken:

* Zaubernusstee

30 g Zaubernussblätter und –Rinde mit 250 ml kaltem Wasser aufsetzen, zum Kochen bringen, zugedeckt 30 Minuten leicht kochen lassen und durch ein Sieb abgießen. Den Teesud innerhalb der ersten beiden Menstruationstage trinken.

- **Tipp: Der Tee kann bedarfsweise mit heißem Wasser verdünnt werden.**

Auch Blutwurztee wirkt durch den Gerbstoffgehalt blutungsstillend.

* Blutwurztee

1 TL Blutwurz mit 250 ml kaltem Wasser übergießen und 15 Minuten kochen. Mehrere Tassen davon trinken.

Was sonst noch hilft

Nicht selten fällt der Eisenvorrat im Organismus durch die starken Blutungen enorm ab – und das verstärkt wiederum die Blutungen. Um aus diesem Kreislauf heraus zu kommen, sollte man beim Arzt den Eisenvorrat (das so genannte Ferritin) durch eine Blutuntersuchung messen lassen. Bei erniedrigten Werten muss man **Eisen** einnehmen, wobei ein leichteres, gut verträgliches Präparat ein in Reformhäusern erhältlicher eisenreicher Kräutersaft ist. Zusätzlich sollte man auch die **Ernährung** umstellen, indem man 2-mal wöchentlich Fleisch auf den Speiseplan setzt. Wenn die Eisenspeicher aufgefüllt werden, verschwinden manchmal auch Begleiterscheinungen, wie lästige Kreislaufbeschwerden und Kopfschmerzen! Wenn Sie sich direkt vor und während der Menstruation gestresst fühlen, sollten Sie Techniken zum Stressabbau erlernen, z. B. **Autogenes Training** oder **Yoga**.

Menstruationsschmerzen

Die meisten Frauen kennen sie – und ertragen sie Monat für Monat auf's Neue: stechende Schmerzen, Krämpfe im Unterleib und Übelkeit. Mit Heilkräuter muss das nicht sein!

Diese Kräuter helfen

Wirksame Pflanzen: Kamille, Schafgarbe und Gänsefingerkraut.
Ebenfalls hilfreich: Magnesium, magnesiumreiche Ernährung sowie Akupunktur.

Symptome und Diagnose

Viele junge Mädchen und Frauen leiden kurz vor oder während ihrer Menstruation unter ziehenden, krampf- oder kolikartigen oder stechenden Schmerzen im Unterleib, die bis in den Rücken oder die Oberschenkel ausstrahlen können. Bei manchen Frauen bestehen aber die Schmerzen bis zur letzten Periode, der Menopause. In schweren Fällen, wenn gleichzeitig Erbrechen oder Durchfall mit auftritt, sollte bei der Frauenärztin über die mögliche Ursache, die so genannte Endometriose, gesprochen werden. Darunter versteht man Gebärmutterschleimhaut außerhalb der Gebärmutter, die sich unter dem hormonellen Einfluss in jedem Zyklus immer mehr aufbaut und häufig für die starken Schmerzen verantwortlich ist. In diesen Fällen helfen pflanzliche Mittel nicht mehr, doch oft kann bei leichteren Regelschmerzen mit Heilpflanzen eine deutliche Linderung erreicht werden.

Hilfe durch Kräuter

Krampf- und schmerzlösend wirkt die Kamille nicht nur bei Magen-Darmbeschwerden, sondern auch bei der Regelblutung. Die richtige Zubereitung ist hierbei jedoch besonders wichtig:

* Entkrampfender Kamillentee

2 bis 3 TL mit 1 Glas heißem (nicht kochendem!) Wasser übergießen, 5 bis 10 Minuten ziehen lassen und durch ein Sieb abgießen. Den Tee warm schluckweise trinken.

- **Tipp: Verwenden Sie keine Supermarktware, sondern hochwertige Arzneikamille aus der Apotheke.**

Die Wirkung der Schafgarbe ist der Kamille sehr ähnlich, also krampflösend und antientzündlich.

* Schafgarbentee

2 gehäufte TL Schafgarbe mit 1 Tasse kochendem Wasser übergießen, 15 Minuten ziehen lassen und durch ein Sieb abgießen. Bis zu 5 Tassen Tee über den Tag verteilt trinken.

* Krampflösendes Schafgarben-Sitzbad

100 g Schafgarbe mit 1 Liter kochend heißem Wasser übergießen, etwa 20 Minuten zugedeckt ziehen lassen und dann durch ein Sieb abgießen. Den aufgefangenen Sud dem Sitzbad (Badetemperatur maximal 38 °C) zugeben.

- **Tipp: Beides, Tee und Sitzbad, sollte schon ein paar Tage vor dem erwarteten Einsetzen der Periode zur Entkrampfung des Unterleibs angewendet werden.**

Eine Heilpflanze gegen leichte krampfartige Schmerzen ist das Gänsefingerkraut.

* Gänsefingerkrauttee

3 TL getrocknetes Gänsefingerkraut mit 1 Tasse kochendem Wasser übergießen und 10 Minuten ziehen lassen. Durch ein Sieb abgießen.

- **Tipp: Der Tee kann wegen des hohen Gerbstoffgehalts bei empfindlichen Frauen die Magenschleimhaut reizen.**

Was sonst noch hilft

Nehmen Sie einige Tage vor der erwarteten Blutung täglich hochdosiertes **Magnesium** ein und achten Sie auf eine **magnesiumreiche Ernährung** (d.h. reichlich pflanzliche und wenig tierische Kost). Magnesium wirkt gezielt entkrampfend auf die Gebärmutter.
Oft kann auch durch **Akupunktur** eine deutliche Besserung erzielt werden. Wie die Forschung inzwischen weiß, werden bei der Akupunktur eine Reihe körpereigener schmerzhemmender Stoffe (bekannt ist z.B. das Endorphin) vermehrt ausgeschüttet. Durch die wiederholte Anwendung lernt der Körper, diesen Mechanismus effektiv zu aktivieren.

Wechseljahrbeschwerden

Schweißausbrüche, Stimmungsschwankungen und trockene Schleimhäute markieren deutlich die veränderte Hormonlage im Körper. Natürliche Kräutermedizin wirkt sanft ausgleichend.

Diese Kräuter helfen

Wirksame Pflanzen: Mönchspfeffer, Traubensilberkerze, Johanniskraut, Rotklee, Baldrian, Melisse und Lavendel.
Ebenfalls hilfreich: Kneippanwendungen, Sauna, Entspannungstraining, Reflexzonenmassage, Akupressur, Akupunktur und Ernährung.

Symptome und Diagnose

Zwischen dem 40. und 55. Lebensjahr werden die Blutungen unregelmäßig und die Hormonlage verändert sich nach und nach. Diese so genannte Prämenopause kann bereits mit vermehrtem Schwitzen, Schlafstörungen und Stimmungsschwankungen verbunden sein. Das Ausbleiben der Regel zeigt an, dass die Eierstöcke nun endgültig ihre Arbeit einstellen. Dadurch sinken die Östrogenspiegel im Körper ab, was sich bei schlanken Frauen oft besonders bemerkbar macht: da ihnen Fettgewebe fehlt, in dem noch Östrogene gebildet werden könnten, leiden sie meist verstärkt unter dem Hormonentzug. Dieser äußert sich in Kopfschmerzen, Hitzewallungen, Schlafstörungen, Schwindel, Nervosität, Reizbarkeit, Stimmungstiefs und Leistungsabfall.

Hilfe durch Kräuter

Der **Mönchspfeffer** (als fertiges Präparat) hilft nicht nur gegen das PMS (siehe Seite 100), sondern kann zu Beginn der Wechseljahre Blutungsunregelmäßigkeiten, Brustspannen und Stimmungsschwankungen ausgleichen helfen.
Die **Traubensilberkerze** (Cimicifuga) ist das Mittel der Wahl, wenn die Periode endgültig ausbleibt. Da ihre Inhaltsstoffe östrogenartigen Charakter haben, wird dem Organismus der Östrogenmangel erträglicher gemacht, wobei keine Nebenwirkungen zu befürchten sind. Cimicifuga wird nur als Fertigpräparat (Tabletten- oder Tropfen) eingenommen, wobei sich die Wirkung erst innerhalb von 3 Monaten voll aufbaut. Auch gegen eine jahrelange Einnahme ist nichts einzuwenden. Der Erfahrung nach sprechen gerade psychische Beschwerden gut darauf an. Wer unter depressiven Stimmungstiefs und Antriebslosigkeit leidet, sollte zusätzlich **Johanniskraut** nehmen.
Auch Rotklee hat eine östrogenartige Wirkung. Neben Fertigpräparaten kann er auch als Tee zubereitet werden.

* Rotkleetee

2 TL Rotklee mit 1 Tasse kochendem Wasser überbrühen, 10 Minuten ziehen

lassen und durch ein Sieb abgießen. Täglich 3 Tassen trinken.

- **Tipp: Eine langfristige Einnahme von Rotklee mit der Frauenärztin absprechen!**

Wenn Nervosität, Unruhe und Schlafstörungen hinzukommen, sollte man auch an **Baldrian**, **Melisse** und **Lavendel** denken (siehe Seite 110 ff.)

Was sonst noch hilft

Da Stress die Wechseljahrsbeschwerden verstärken kann, sollten Sie aktiv Stressabbau betreiben: **Sport** baut Stresshormone ab und beugt der Osteoporoseentwicklung vor, die zu Beginn der Wechseljahre einen deutlichen Schub durchmacht. **Yoga**, **Autogenes Training**, **Qigong** oder meditatives **Spazierengehen** können dabei ebenso helfen wie **Fußreflexzonenmassage**, **Akupressur** und **Akupunktur**. **Kneippanwendungen** oder **Saunabesuche** helfen Hitzewallungen und Schlafstörungen zu reduzieren.
Denken Sie auch daran, Ihre **Ernährung** anzupassen: Vermeiden Sie »hitzebildende Nahrung«, wie Kaffee, Alkohol, scharfe Gewürze (z.B. Zimt, Ingwer), rotes Fleisch und Wurst (Rind, Lamm).

Übermäßiges Schwitzen

Der Wechsel geht, das Schwitzen bleibt: Wer nach der Menopause immer noch ständig unter Schweißausbrüchen leidet, greift zu Salbei. Dieses Kräutlein wirkt garantiert!

Symptome und Diagnose

Während Hitzewallungen in der Menopause selten durch Heilpflanzen zu bessern sind, hilft Salbei gut gegen starkes Schwitzen in anderen Lebensabschnitten. Das nutzten früher die kräuterkundigen Apachen-Indianer, die durch Trinken von Salbeitee den Schweißverlust so reduzierten, dass sie 3-mal länger in der Wüste überleben konnten als Weiße.

Hilfe durch Kräuter

Gegen übermäßiges Schwitzen helfen Salbeitee sowie Salbei-Fertigpräparate.

Diese Kräuter helfen

Wirksame Pflanzen: Salbeiblätter.
Ebenfalls hilfreich: Salbei-Fertigpräparate, z. B. in Dragee-Form (aus der Apotheke).

* Salbeitee gegen Schwitzen

1 TL zerkleinerte Salbeiblätter mit 1 Tasse kochendem Wasser übergießen, 5 bis 10 Minuten ziehen lassen.

- **Tipp: Trinken Sie täglich 3 Tassen Salbeitee kurmäßig über 4 Wochen.**

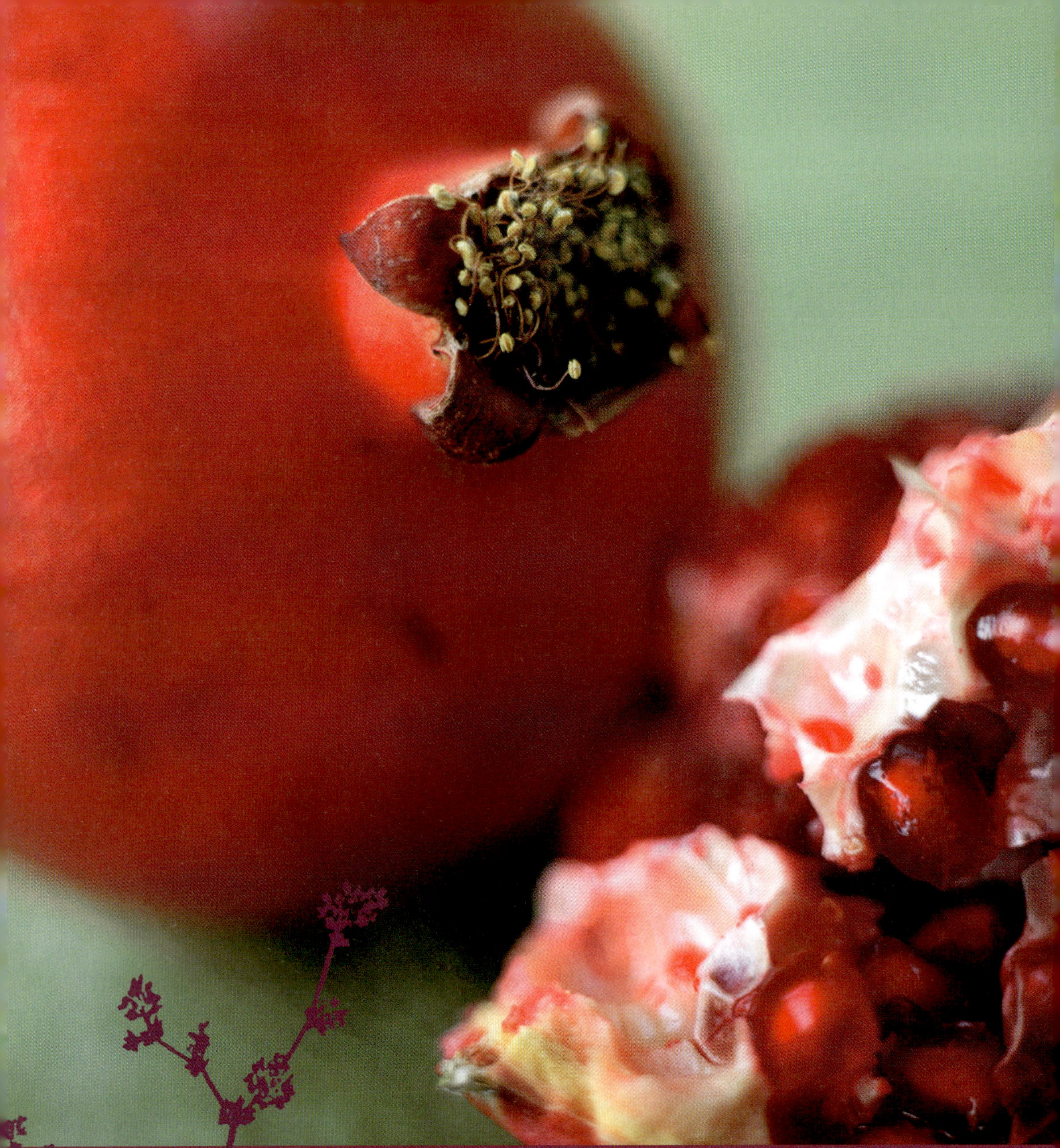

FRAUENMANTEL
und Zaubernuss

Die Kraft der Kräuter für Schönheit, Liebe und Genuss

Kräuter taugen nicht nur als Medizin, das wussten schon alte Kulturen. Ob märchenhafte Schönheit Kleopatras, bezirzende Liebeskraft der sagenumwobenen Nymphen oder schlichtweg als aromareiches Würzkraut edler Kochkunst – Kräuter spielen von jeher eine tragende Rolle, wenn es um Entspannung, Schönheit, Liebe und Genuss geht. Viele Rezepturen beruhen auf traditionellen Zubereitungsweisen, manche sind auch in der modernen Küche zu Hause. Probieren Sie es selbst: Ob Bad, Tee, Öl, Salat oder Wein, mit den richtigen Kräutern ist Ihnen ein effektvoller Genuss garantiert!

Entspannen und Loslassen

Die besten Kräuter-Rezepturen für innere Balance: Damit Sie ganz gelassen durch allzu hektische Tage kommen und in den Nächten erholsame Ruhe finden.

Der »Pool« der Ruhe

Sie fühlen sich gestresst, nervös und rastlos? Ausgewählte Heilkräuter können Ihnen helfen: Mit Kräutertee, -bädern und aromatischen Kissen vertreiben Sie die Unruhe. Halten Sie inne und die sanfte Entspannung und innere Ausgeglichenheit kehren zurück. Nichts bringt Sie jetzt mehr so schnell aus der Ruhe!

Entspannungshilfe für den Tag

»Ich habe keine Zeit für mich« und »ich fühle mich gestresst« sind die häufigsten Aussagen, wenn Mütter und berufstätige Frauen zu ihrem Befinden interviewt werden. Kein Wunder: Die Belastung durch Familie, Haushalt und Beruf ist hoch und verlangt tagtäglich managementähnliche Leistungen – vielfach, ohne dafür Anerkennung zu bekommen. Wer da zu wenig auf sich selbst achtet, lässt schnell seine Nerven auf der Strecke. Das beste Mittel: Betreiben Sie »Selbstpflege«, d.h. gönnen Sie sich ganz bewusst jeden Tag etwas Zeit nur für das, was Ihnen gut tut! Heilkräuter unterstützen Sie dabei: Rücken Sie Stress und Nervosität mit Tee, Bädern und mehr zu Leibe.

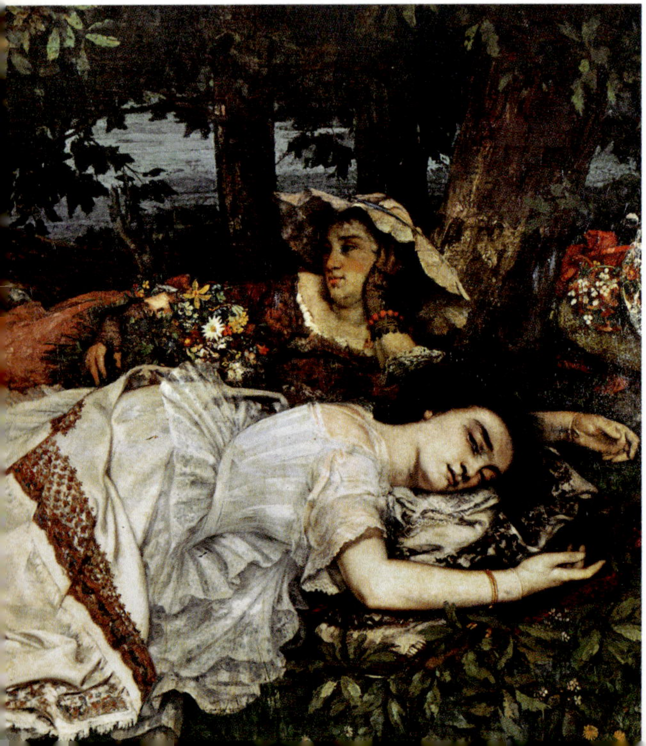

* Relax-Tee

▪ 20 g Baldrianwurzel ▪ 20 g Melisseblätter ▪ 20 g Kamillenblüten ▪ 10 g Lavendelblüten

Die Kräuter mischen. 1 EL der Mischung mit 250 ml kochendem Wasser übergießen und zugedeckt 10 Minuten ziehen lassen. Durch ein Sieb abgießen und nach Geschmack mit wenig Honig süßen. Bei Bedarf trinken Sie 2 bis 4 Tassen pro Tag.

▪ Tipp: Sie sollten den Tee ganz bewusst in Ruhe genießen. Trinken Sie ihn in kleinen Schlucken an einem kuscheligen Plätzchen.

Was kann entspannender sein, als ein Ruheplatz in unberührter Natur?

* Anti-Stress-Tee

▪ 20 g Baldrianwurzel ▪ 20 g Melisseblätter

Die Kräuter mischen. 3 gehäufte TL der Mischung mit 250 ml lauwarmem Wasser übergießen und zugedeckt etwa 12 Stunden unter gelegentlichem Umrühren ziehen lassen. Den Kaltansatz durch ein Sieb abgießen und langsam auf Trinktemperatur erwärmen. Nach Geschmack mit wenig Honig süßen. Bei sehr großem Stress trinken Sie 2 Tassen davon während des Tages und 1 Tasse unmittelbar vor dem Schlafengehen.

▪ Tipp: Dieser Tee entwickelt durch die Methode des Kaltansatzes kaum den wenig beliebten Baldriangeruch. Er riecht sehr angenehm und eignet sich auch für Kinder gegen Schulstress oder Prüfungsangst.

* Entspannungs-Fußbad

▪ 2 Zweige Rosmarin ▪ 2 EL Pfefferminze ▪ 1 EL Lavendelblüten ▪ 1 TL Wacholderbeeren ▪ 50 ml Sahne

Die Rosmarinnadeln von den Stielen zupfen und zusammen mit der Pfefferminze grob hacken. Die Wacholderbeeren zerdrücken. Alle Kräuter mischen, mit 2 l kochendem Wasser übergießen und zugedeckt mindestens 10 Minuten ziehen lassen. Durch ein Sieb abgießen, die Kräuter dabei gut ausdrücken und den Extrakt zusammen mit der Sahne in das vorbereitete Fußbad geben (Optimale Temperatur: 38°C, Badedauer: etwa 10 Minuten). Danach die Füße kräftig frottieren, auch zwischen den Zehen!

▪ Tipp: Bei sehr trockener Haut sollten Sie nach dem Fußbad ein spezielles Fußbalsam oder eine reichhaltige Creme einmassieren. Optimal: Kombinieren Sie das Fußbad mit einer Fußmassage, die Sie sich ggf. auch selbst machen können!

* Lavendelbad

▪ 1 Tasse Lavendelblüten ▪ 2 EL Bienenhonig ▪ 2 EL Sahne ▪ 2 EL kalt gepresstes Olivenöl

Die Lavendelblüten mit 1 l Wasser mischen, aufkochen und 5 bis 10 Minuten zugedeckt kochen lassen. Die Mischung durch einen Kaffeefilter abgießen und gründlich mit Honig, Sahne und Olivenöl verrühren. Lassen Sie sich ein Bad ein (optimale Badetemperatur: 38 °C) und geben Sie das Lavendelbad hinein.

▪ Tipp: Bleiben Sie nicht länger als 15 Minuten in der Wanne, denn zu langes Baden macht die Haut trocken.

* Krampfmilch

▪ 1 TL getrocknetes Gänsefingerkraut ▪ 150 ml Milch ▪ 1 Prise Zimt

Das Gänsefingerkraut in die kalte Milch geben, Zimt hinzufügen und aufkochen. Den Topf vom Herd ziehen, die Milch 10 Minuten ziehen lassen, dann durch ein Sieb abgießen und – nach Geschmack mit wenig Honig gesüßt – in kleinen Schlucken möglichst warm trinken.

▪ Tipp: Die Krampfmilch hilft bei nervösem Magen, stressbedingtem Bauchweh (auch bei Kindern), Muskelkrämpfen und sogar bei Periodenschmerzen.

* Stimmungstee

▪ *40 g Johanniskraut* ▪ *20 g Melisseblätter*

Die Kräuter mischen. 1 EL der Mischung mit 225 ml kochendem Wasser übergießen und zugedeckt 10 Minuten ziehen lassen. Durch ein Sieb abgießen und nach Geschmack mit wenig Honig süßen. Bei Bedarf kurmäßig über mehrere Wochen anwenden, da die Wirkung sich erst nach längerer Anwendung entfaltet. Dazu täglich morgens und abends je 1 bis 2 Tassen Stimmungstee trinken.

▪ **Tipp: Der Tee wirkt gut gegen Niedergeschlagenheit, die mit nervöser Unruhe und Gereiztheit einhergeht. Vorsicht: Bei bekannter Lichtüberempfindlichkeit sollten Sie Johanniskraut besser nicht anwenden.**

Ein- und Durchschlafhilfen

Nervosität und Stress wirken sich häufig auf die Schlafqualität aus: Die Gedanken kreisen, der Kopf kommt nicht zur Ruhe und das Einschlafen zieht sich hin – obwohl man sich doch »so müde« fühlt. Hat man es endlich ins Reich der Träume geschafft, lässt die innere Unruhe kaum ein erholsames Durchschlafen zu. Wohl dem, der jetzt die richtigen Kräuter kennt.

* Schlaf- und Nerventee

▪ *10 g Baldrianwurzel* ▪ *10 g Melisseblätter* ▪ *10 g Hopfenzapfen* ▪ *10 g Lavendelblüten* ▪ *10 g Passionsblumenblätter*

Die Kräuter mischen. 1 TL der Mischung mit etwa 200 ml kochendem Wasser übergießen und zugedeckt 10 Minuten ziehen lassen. Durch ein Sieb abgießen und schluckweise trinken. Trinken Sie jeweils 1 Tasse des Schlaf- und Nerventees am späten Nachmittag und etwa 30 Minuten vor dem Schlafengehen.

▪ **Tipp: Dieser herb-aromatische Tee entspannt, beruhigt, kräftigt die Nerven und hilft beim Einschlafen.**

* Milder Einschlaftrunk

▪ *3 TL Kamillenblüten* ▪ *150 ml Milch* ▪ *1 TL Bienenhonig*

Die Kamillenblüten in die kalte Milch geben und aufkochen. Den Topf vom Herd ziehen und das Ganze zugedeckt etwa 10 Minuten ziehen lassen. Durch ein Sieb abgießen und mit Honig süßen. Noch warm in kleinen Schlucken direkt vor dem Schlafengehen trinken.

▪ **Tipp: Dieser Einschlaftrunk eignet sich aufgrund des milden Geschmacks auch sehr gut für Kinder!**

* Starker Einschlaftrunk

▪ *20 g Baldrianwurzel* ▪ *20 g Hopfenzapfen*

Die Kräuter mischen. 3 TL der Mischung mit 250 ml kochendem Wasser übergießen und zugedeckt etwa 10 Minuten ziehen lassen. Durch ein Sieb abgießen und nach Geschmack mit wenig Honig süßen. Trinken Sie 1 Tasse des Einschlaftrunks direkt vor dem Schlafengehen.

▪ **Tipp: Honig verstärkt die Wirkung des Einschlaftrunks zusätzlich. Diabetiker sollten jedoch auf das Süßungsmittel verzichten.**

* Kräuter-Schlafkissen

▪ 20 g Hopfenzapfen ▪ 20 g Baldrianwurzel ▪ 20 g Melisseblätter ▪ 20 g Lavendelblüten ▪ 20 g Rosenblüten ▪ 20 g Johanniskraut

Die Kräuter mischen und in ein Leinensäckchen von etwa 15 x 15 cm Größe füllen. Das Säckchen zunähen (oder einen Reißverschluss einnähen zum gelegentlichen Austausch der Kräuter). Legen Sie das Schlafkissen beim Einschlafen unter oder neben den Kopf. Sie können es auch unter die Decke an den Körper legen, wo sich durch die Körperwärme sein Aroma besonders gut entwickelt. Bei Nichtgebrauch das Kissen trocken aufbewahren.

▪ Tipp: Die Füllung ist etwa 6 bis 8 Wochen wirksam und sollte dann ausgetauscht werden. Besonders die Hopfenzapfen verlieren ihre Wirkung rasch.

* Gute-Nacht-Bad

▪ 40 g Baldrianwurzel ▪ 20 g Melisseblätter ▪ 20 g Lavendelblüten ▪ 20 g Hopfenzapfen

Die Kräuter mischen, mit 2 l kaltem Wasser übergießen und zum Kochen bringen. Einmal aufkochen, den Topf vom Herd ziehen und 15 Minuten ziehen lassen. Durch ein Sieb abgießen, die Kräuter gut auspressen. Lassen Sie sich ein Bad ein (optimale Badetemperatur: 37–38 °C) und geben Sie den Kräuterextrakt hinein. Optimale Badedauer: 10 bis 15 Minuten, danach behutsam abtrocknen und möglichst sofort ins Bett gehen.

* Durchschlaftee

▪ 30 g Baldrianwurzel ▪ 20 g Hopfenzapfen ▪ 20 g Kamillenblüten ▪ 10 g Pfefferminze

Die Kräuter mischen. 1 EL der Mischung mit 250 ml kochendem Wasser übergießen und zugedeckt 10 Minuten ziehen lassen. Durch ein Sieb abgießen und nach Geschmack mit wenig Honig süßen. Bei Bedarf täglich 2 bis 3 Tassen trinken.

▪ Tipp: Bei chronischen Durchschlafschwierigkeiten sollten Sie organische Ursachen ärztlich abklären lassen!

Genussvolle Nervennahrung anno dazumal

Schon die Mönche im späten Mittelalter kannten und schätzten Hopfenbier – nicht nur als Getränk mit entspannender Wirkung, sondern auch zur Anreicherung des Speisezettels in Fastenzeiten. Als stärkende **Biersuppe** kam das Getränk aber nicht nur im Kloster zu Ehren: auch in bäuerlichen und bürgerlichen Familien war sie beliebt. Nach einem **Klosterrezept um 1920** wurde sie wie folgt zubereitet: 750 ml Bier zusammen mit 75 g Zucker, 1 Prise Salz und 2 EL Butter einmal aufkochen. 4 bis 5 Eigelbe mit 5 EL Wasser oder Milch vermischen und in das Biergemisch einrühren. Nicht mehr kochen lassen! Mit gerösteten Brotwürfeln bestreuen und servieren.

Sich pflegen und schön sein

Die besten Kräuter-Rezepturen für ein gepflegtes Aussehen von Kopf bis Fuß: Haut und Haare werden damit auf ganz natürliche Weise schön.

Von Kopf bis Fuß »beauty«

Makellose Haut, glänzendes Haar – so fühlt Frau sich rundherum schön. Gute Ernährung ist eine wichtige Voraussetzung dafür, zusätzliche Pflege von Haut und Haar ebnet den Weg zu natürlicher Schönheit. Auch Kräuter spielen dabei eine tragende Rolle: Ob im Shampoo, als Spülung, im Gesichtswasser oder Deo ...

Natürliche Haarpflege

Kräuter kräftigen das Haar, sind sanft zur Kopfhaut, verleihen seidigen Glanz sowie natürliche Spannkraft und bringen so die ganze Schönheit Ihres Haares zur Geltung – vorausgesetzt, sie werden richtig ausgewählt und angewendet: Verwenden Sie die Pflegeprodukte entsprechend Ihrer Haarfarbe und des Haartyps. Bei Kräutershampoo reicht es, das Haar nur einmal einzuschäumen. Achten Sie darauf, Shampoo gründlich mit lauwarmen Wasser auszuspülen. Massieren Sie anschließend eine Spülung in Haare und Kopfhaut, die Sie ebenfalls sehr gründlich mit temperiertem Wasser ausspülen.
Bei fettigem Haar sollten Sie auf die Kopfmassage beim Waschen verzichten, da sie die Talgproduktion anregt und die Haare dann schneller nachfetten.

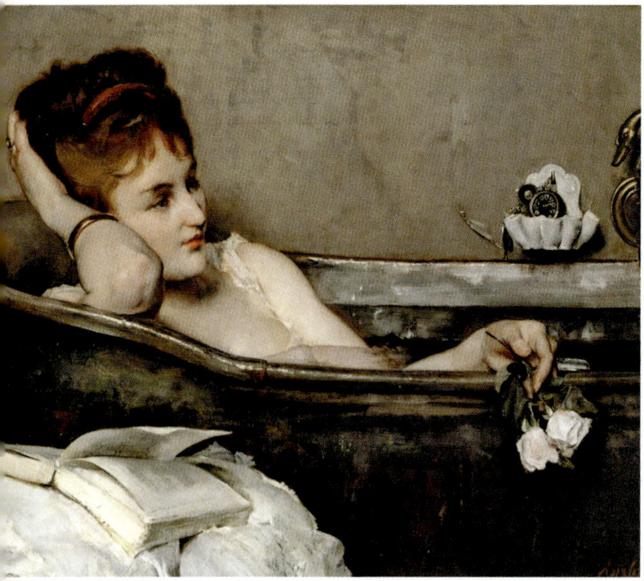

* Shampoo für normales, dunkles Haar

▪ 125 ml dunkles Bier ▪ 1 TL Lavendelblüten ▪ 1 Stiel Rosmarin ▪ 5 Gewürznelken ▪ 2 EL flüssige, milde Seife (unparfümiert)

Die Rosmarinnadeln vom Stiel zupfen und zusammen mit den anderen Zutaten (bis auf die Seife) in einem Topf mischen. Alles zum Kochen bringen, den Topf vom Herd ziehen und die Mischung

Wer sich Muße bei der Schönheitspflege gönnt, entdeckt seine schönsten Seiten neu.

20 bis 25 Minuten zugedeckt ziehen lassen. Durch ein feines Sieb abgießen, in eine Flasche füllen und gründlich mit der flüssigen Seife mischen.

- **Tipp: Das Shampoo hält sich verschlossen im Kühlschrank 3 Wochen, ungekühlt sollten Sie es jedoch innerhalb von 1 Woche aufbrauchen.**

* Shampoo für normales, blondes Haar

▪ 2 EL Zitronensaft ▪ 2 TL Ringelblumen ▪ 2 TL Kamillenblüten ▪ 2 EL flüssige, milde Seife (unparfümiert)

Den Zitronensaft mit 100 ml Wasser mischen, die Blüten hineingeben und das Ganze einmal aufkochen. Den Topf vom Herd ziehen und die Mischung 20 bis 25 Minuten zugedeckt ziehen lassen. Durch ein feines Sieb abgießen, in eine Flasche füllen und gründlich mit der flüssigen Seife mischen.

- **Tipp: Zur Intensivierung des Gelbtons Ihres blonden Haares geben Sie zusätzlich 1 g Safran zu den Blüten.**

* Shampoo für normales, rotes Haar

▪ 125 ml Rotwein ▪ 2 TL Ringelblumen ▪ 2 TL Hibiskusblüten ▪ 2 EL flüssige, milde Seife (unparfümiert)

Den Rotwein mit den Blüten mischen. Das Ganze einmal aufkochen, den Topf vom Herd ziehen und die Mischung 20 bis 25 Minuten zugedeckt ziehen lassen. Durch ein feines Sieb abgießen, in eine Flasche füllen und gründlich mit der flüssigen Seife mischen.

- **Tipp: Möchten Sie gerne mehr Reflexe im Haar haben, geben Sie zusätzlich 1 gestr. TL gemahlenen Zimt zum Rotwein.**

* Kräuter-Essig-Spülung

▪ 1 Stiel Rosmarin ▪ 2 EL Kamillenblüten ▪ 1 EL Lavendelblüten ▪ 225 ml Apfelessig

Die Rosmarinnadeln vom Stiel zupfen und zusammen mit den Blüten und dem Apfelessig in ein Glas geben. Das Glas verschließen und die Mischung etwa 2 Wochen ziehen lassen. Durch ein Sieb abgießen und gut verschlossen aufbewahren. Für eine Haarspülung 1 EL davon mit etwa 200 ml Wasser mischen.

- **Tipp: Diese Spülung eignet sich für jede Haarfarbe und jeden Hartyp. Sie sorgt dafür, dass Shampooreste und Stylingrückstände entfernt werden.**

* Anti-Fett-Spülung

▪ 2 EL Pfefferminze ▪ 2 EL Lavendelblüten ▪ 2 EL Schafgarbe ▪ 3 EL Apfelessig

Die Kräuter in einem Topf mit 375 ml Wasser mischen, zum Kochen bringen und dann den Herd ausschalten. Die Mischung ziehen lassen, bis sie erkaltet ist und dann mit dem Apfelessig mischen. Die Spülung reicht für 3 Anwendungen und ist im Kühlschrank gut verschlossen bis zu 2 Wochen haltbar.

- **Tipp: Diese Spezialspülung eignet sich aufgrund der adstringierenden Wirkung nur zur Behandlung von fettigem Haar.**

* Spülung für trockenes Haar

▪ 2 EL Kamillenblüten ▪ 2 EL Rosenblüten ▪ 2 EL getrocknete Eibischwurzel ▪ 2 EL Apfelessig

Die Blüten und die Eibischwurzel in einem Topf mit 375 ml Wasser mischen, zum Kochen bringen und dann den Herd ausschalten. Die Mischung ziehen lassen, bis sie erkaltet ist und erst dann mit dem Apfelessig mischen.
Die Spülung reicht für etwa 3 Anwendungen und ist im Kühlschrank gut verschlossen bis zu 2 Wochen haltbar.

- **Tipp: Bei trockenem Haar, das mit gereizter Kopfhaut einhergeht (z. B. in Folge einer Dauerwelle), tauschen Sie die drei Kräuter der Rezeptur gegen Brennnessel, Rosmarin und Beinwell aus. Sie wirken antiseptisch und fördern die Heilung.**

* Anti-Schuppen-Spülung

▪ 1 TL getrockneter Thymian ▪ 1 TL getrockneter Salbei ▪ 1 TL getrockneter Rosmarin ▪ 1 EL getrocknete Brennnesselblätter ▪ 5 Tropfen Lavendelöl ▪ 5 Tropfen Eukalyptusöl ▪ 50 ml Apfelessig

Die Kräuter mischen und mit 250 ml kochendem Wasser übergießen. Die Mischung ziehen lassen, bis sie erkaltet ist und erst dann mit dem Apfelessig sowie den ätherischen Ölen vermischen. Massieren Sie je nach Haarlänge 50 bis 75 ml davon nach dem Haarewaschen und Spülen des Haares in die Kopfhaut ein.

- **Tipp: Die Anti-Schuppen-Spülung hält im Kühlschrank etwa 1 Monat.**

* Haarsoftener

▪ 2–3 EL gutes Olivenöl ▪ 1 EL Kamillenblüten ▪ 1 EL getrocknete Brennnesselblätter ▪ 1 TL frischer gehackter Rosmarin

Das Öl im Wasserbad erwärmen, die Kräuter hineingeben und 20 bis 25 Minuten ziehen lassen. Durch ein Sieb abgießen. Das Öl in die Haarspitzen massieren und mindestens 1 Stunde einwirken lassen. Gründlich auswaschen.

Im Mittelpunkt: Die Haut

Sie muss viel ertragen: Wind und Wetter, Luftverschmutzung, Alltagsstress, Hormonschwankungen, Ernährungsgewohnheiten und Altersveränderungen sind die wichtigsten Faktoren, die das natürliche Aussehen der Haut beeinflussen. Wer seine Haut jedoch richtig pflegt, kann ihr trotz aller Einflüsse eine gewisse Schönheit verleihen. Die Haut reinigen, klären, pflegen und straffen – hierbei kommen Heilkräuter ganz groß raus. Und zwar nicht nur in Form käuflicher Naturkosmetik, sondern ganz einfach zum Selbermachen. Testen Sie es hier!

* Kräuterpeeling

▪ 50 g Vollkorn-Haferflocken ▪ 20 g Mandeln ▪ 1 EL getrocknete Ringelblumen ▪ 1 EL getrocknete Beinwellblätter ▪ 1 TL Olivenöl

Die Haferflocken, Mandeln sowie die Kräuter fein mahlen oder mit einem Mörser sehr fein zerstoßen. Die Mischung mit dem Öl und nach Bedarf etwas warmen

Wasser zu einer Paste anrühren. Das Peeling in das Gesicht massieren und mit lauwarmem Wasser abwaschen.

- **Tipp: Wer leicht zu Hautreizungen neigt, sollte zusätzlich 1 EL Rosenblüten in das Peeling geben. Diese wirken beruhigend.**

* Klärendes Gesichtsdampfbad für normale Haut

▪ 2 EL Kamillenblüten ▪ 2 EL Rosenblüten ▪ 2 EL Ringelblumen ▪ 2 EL Lavendelblüten

Die Kräuter in einem Topf mit etwa 2 l Wasser zugedeckt zum Kochen bringen, den Topf vom Herd ziehen und die Mischung 10 Minuten ziehen lassen. Den Deckel abnehmen und das Gesicht etwa 10 Minuten über den Dampf halten (den Kopf dazu unter ein Handtuch halten). Anschließend behutsam trockentupfen.

- **Tipp: Für trockene Haut tauschen Sie Ringelblume und Lavendel gegen Holunderblüten und Beinwellblätter. Fügen Sie zusätzlich 1 TL gutes Olivenöl hinzu. Für fettige Haut tauschen Sie Kamille, Rose und Ringelblume gegen Rosmarin, Schafgarbe und Pfefferminze.**

* Gesichtswasser für unreine Haut

▪ 1 TL getrockneter Thymian ▪ 1 TL getrocknete Lavendelblüten ▪ 1 TL getrocknete Ringelblumen ▪ 1 TL getrocknete Beinwellblätter ▪ 50 ml Rosenwasser▪ 50 ml destilliertes Hamameliswasser (Apotheke) ▪ 3 TL Glyzerin

Alle Kräuter in ein Schraubglas füllen, mit Rosen- und Hamameliswasser aufgießen, verschließen und 1 Woche ziehen lassen. Die Mischung durch ein feines Sieb abgießen, dann zusätzlich durch einen Kaffeefilter gießen und gründlich mit dem Glyzerin vermischen. Das Gesichtswasser in eine verschließbare Flasche füllen. Zur Gesichtsreinigung einen Wattebausch damit tränken und sanft über das Gesicht streifen.

- **Tipp: Das Gesichtswasser eignet sich auch bei Akne. Verdoppeln Sie dann jedoch die Menge der Beinwellblätter. Sie fördern besonders gut den Heilungsprozess.**

* Milde Reinigungsmilch

▪ 50 g Naturjoghurt ▪ 1 TL getrocknete Ringelblumen ▪ 1 TL getrockneter Thymian ▪ 2 TL getrocknete Beinwellblätter

Den Joghurt mit etwa derselben Menge Wasser anrühren, dann die Kräuter untermischen und das Ganze über Nacht zugedeckt im Kühlschrank durchziehen lassen. Durch ein feines Sieb abgießen, in eine verschließbare Flasche füllen und im Kühlschrank aufbewahren. Zur Gesichtsreinigung das Gesicht zunächst anfeuchten, dann einen Wattebausch mit der Reinigungsmilch tränken und sanft über das Gesicht streifen. Mit warmem Wasser abwaschen.

- **Tipp: Verwenden Sie bei unreiner oder sehr fettiger Haut für die Reinigungsmilch einen Magerjoghurt.**

* Anti-Akne Dampfbad

▪ 2 EL Kamillenblüten ▪ 1 EL getrocknete Beinwellblätter ▪ 1 EL Ackerschachtelhalm

Die Kräuter mit 250 ml kochendem Wasser übergießen und zugedeckt etwa 5 Minuten ziehen lassen. Den Deckel abnehmen und das Gesicht 10 Minuten über den Dampf halten (den Kopf dazu unter ein Handtuch halten). Anschließend behutsam trockentupfen.

* After-Sun-Körpermaske

▪ 1 EL Thymian ▪ 5 Salbeiblätter ▪ 1 EL Ringelblumen ▪ 1 EL Kamillenblüten ▪ 1 EL Pfefferminze ▪ 3 EL Aloe-Vera-Gel (Drogerie, Apotheke) ▪ 1 TL flüssiger Honig

Die Kräuter kleinhacken. 275 ml Wasser aufkochen und die vorbereiteten Kräuter darin 20 bis 25 Minuten köcheln lassen. Die Mischung durch ein feines Sieb in eine Schüssel umgießen und dann das Aloe-Vera Gel sowie den Honig unterrühren. Die Körpermaske etwa 10 Minuten im Tiefkühlfach kühlen, kalt auf die Haut auftragen und etwa 15 Minuten einwirken lassen. Danach mit lauwarmem Wasser behutsam abwaschen.

* Hautstraffendes Lavendeltonikum

▪ 5 EL Lavendelblüten ▪ 3/4 l Apfelessig ▪ 50 ml Rosenwasser ▪ 10 ml Alkohol (70 %, Apotheke)

Die Lavendelblüten mit dem Essig übergießen und verschlossen etwa 14 Tage ruhen lassen, dabei gelegentlich schütteln. Die Flüssigkeit durch ein feines Sieb abgießen und anschließend durch einen Kaffeefilter filtern. Mit dem Rosenwasser aufgießen und den Alkohol untermischen. Das Tonikum nach dem Bad auf der Haut verreiben und trocknen lassen.

▪ **Tipp: Das straffende Lavendel-Tonikum wirkt besonders gut – und zugleich erfrischend – nach einem Bad oder auch an einem heißen Sommertag.**

* Hautpflegelotion

▪ 10 EL Kamillenblüten ▪ 5 EL Lavendelblüten ▪ 5 EL Ringelblumen ▪ 10 Salbeiblätter ▪ 5 EL Rosenblüten ▪ 50 ml Alkohol (70 %, Apotheke) ▪ 25 ml Rosenwasser (Apotheke) ▪ 5 Tropfen Kamillenöl ▪ 5 Tropfen ätherisches Rosenöl

Alle Kräuter in einer Schüssel miteinander vermischen, den Alkohol darüber gießen und mit dem Rosenwasser auffüllen, so dass alles in der Flüssigkeit liegt. Die Schüssel mit Haushaltsfolie abdecken und das Ganze an einem kühlen Platz – jedoch nicht im Kühlschrank – etwa 5 bis 6 Tage ziehen lassen, dabei täglich mehrfach umrühren. Die Mischung durch einen Kaffeefilter abgießen, der auslaufenden Flüssigkeit gründlich die ätherischen Öle untermischen und die Pflegelotion in eine verschließbare Flasche füllen.

▪ **Tipp: Die Pflegelotion auf Kräuterbasis hat einen auf die Haut beruhigenden und zugleich glättenden Effekt. Sie eignet sich auch für empfindliche Haut.**

* Schönheits-Tee

▪ 20 g Kamillenblüten ▪ 20 g Löwenzahnwurzel mit -kraut ▪ 20 g Fenchelsamen ▪ 20 g Goldrutenkraut ▪ 20 g Holunderblüten

Die Fenchelsamen im Mörser zerstoßen und mit den Kräutern mischen. 1 EL der Mischung mit 1/4 l kochendem Wasser übergießen, zugedeckt 10 Minuten ziehen lassen und durch ein Sieb abgießen. Bei Bedarf trinken Sie 3 Tassen Schönheits-Tee pro Tag.

Etwas Duft muss sein

Körpergeruch entsteht, wenn Schweiß auf Bakterien trifft. Die beste Vorbeugung ist daher regelmäßige Körperpflege mit Duschen oder Baden sowie ein natürliches Deodorant, das das Wachstum der Bakterien hemmt und fein duftet.

* Citrus-Kräuter-Deo

▪ 3 TL getrockneter Thymian ▪ 3 TL getrockneter Salbei ▪ 3 TL getrocknete Lavendelblüten ▪ 2 TL frisch geriebene Zitronenschale ▪ 200 ml Hamameliswasser ▪ 3 TL Apfelessig

Die Kräuter im Mörser zerstoßen, die Zitronenschale dazugeben und alles mit dem Hamameliswasser vermischen. Die Mischung abgedeckt und kühl 1 Woche durchziehen lassen, dann durch ein feines Sieb gießen und mit dem Apfelessig mischen. Das Deo in eine Pumpflasche füllen und vor Gebrauch gut schütteln.

- **Tipp: Wenn Sie das Deo im Kühlschrank aufbewahren, wirkt es zugleich kühlend.**

* Erfrischendes Duftwasser

▪ 1–2 EL Rosmarin oder Lavendelblüten ▪ 25 ml Alkohol (70 %) ▪ 50 ml dest. Wasser

In den Alkohol so viele Kräuter rühren, dass sie ganz in der Flüssigkeit liegen. Zugedeckt 3 Tage ziehen lassen, durch ein Sieb abgießen und den Auszug mit destilliertem Wasser auffüllen. In eine Flasche mit Zerstäuber füllen und kühl aufbewahren. Vor Gebrauch schütteln.

Weiche Haut mit Johannisöl

Die Legende erzählt: »Als der Lieblingsjünger des Herrn, zu Tode betrübt, unter dem Kreuze stand, sammelte er die mit dem heiligen Blute benetzten Pflanzen sorgfältig, um sie als teures Andenken an des Heilands Tod an fromme Gläubige zu verschenken.« Das blutrote »Herrgottsblut«, auch als **Johannisöl** bekannt, lässt sich tatsächlich leicht selbst herstellen: Bei Sonne gepfückte Blüten locker in eine Flasche füllen, mit Leinöl bedecken und gut verschlossen einige Wochen ind der Sonne reifen lassen, wobei sich das Öl rot färbt. Durch ein Tuch filtern und das Öl in dunklen Flaschen aufbewahren. Es wird von weisen Kräuterfrauen als Hautpflegemittel bei rauher Gesichtshaut empfohlen. Zudem wirkt es schmerzlindernd, entzündungshemmend und heilend. Es eignet sich vor allem zur Behandlung von Verstauchungen, Blutergüssen, kleinen Wunden, Verbrühungen und Sonnenbrand.

Kräuterküche zum Genießen

Die besten Kräuter-Rezepturen aus der traditionellen Naturküche zum Schlemmen für große und kleine Gourmets. Für Gaumenschmaus mit Erfolgsgarantie!

Aromareiche Stärkung

Kräuter sind beliebt – und nicht nur als Heilkräuter in Sachen Gesundheit oder Schönheitspflege: Ihr feines Aroma sorgt in vielen Speisen für Genuss und Abwechslung vom täglichen »Aromaeinerlei« mit Fertiggerichten und schneller Küche. Konservieren Sie sich doch das herrliche Aroma frischer Kräuter in feinem Öl, würzigem Essig oder auch in stärkendem Kräuterwein. Vor allem für Kräuterliköre und -wein sind üppige Rezeptschätze überliefert, die meist von Klosterfrauen und Mönchen entwickelt wurden. Hierbei kommen ausschließlich wohlschmeckende Kräuter in Frage, die reich an ätherischen Ölen sind. Rosmarin wirkt ausgleichend und stärkend in der Rekonvaleszenz. Pfefferminze, Kamille und Salbei wirken allgemein stärkend. Sie alle werden in diversen Mischungen zu Tee, Wein u. Ä. verarbeitet. Die hier vorgestellten Rezepte eignen sich übrigend auch sehr gut als Geschenke aus der eigenen »Hexenküche« ...

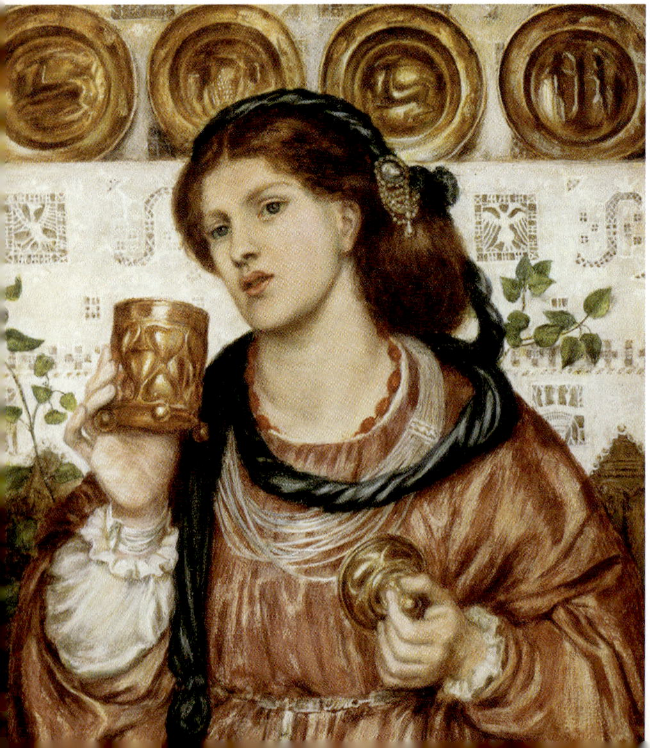

* Kräftiges Kräuteröl

▪ 2 Zweige frischer Rosmarin ▪ 2 Zweige frischer Majoran (oder Oregano) ▪ 2 frische Bärlauchblätter ▪ 3/4 l kalt gepresstes Olivenöl

Die Kräuter waschen, sehr gründlich trockenschleudern, grob hacken und in ein Glas füllen. Mit Öl übergießen und verschlossen 2 bis 4 Wochen an einem kühlen, dunklen Ort (jedoch nicht im Kühlschrank) ziehen lassen. Danach das Öl durch ein Sieb abgießen und in einer verschließbaren Flasche lagern.

- **Tipp: Das Öl ist 3 bis 4 Monate haltbar. Ein leicht säuerlicher Geruch ist kein Zeichen dafür, dass es verdorben ist; er stammt vom Bärlauch.**

Ob allein oder zu zweit – ein Schlückchen Kräuterwein ist gesund und schmeckt.

* Feinwürziger Kräuteressig

▪ 4–5 Stängel Melisse ▪ 2–3 Zweige Zitronenthymian ▪ 1–2 Scheiben Zitrone (mit unbehandelter Schale) ▪ 225 ml Weißweinessig ▪ 250 ml trockener Weißwein ▪ 1 EL Honig

Die Kräuter waschen, trockenschleudern und zusammen mit der Zitronenscheibe (die Schale dranlassen) in eine weithalsige Flasche oder ein Glas geben. Den Weißwein leicht erwärmen und den Honig darin auflösen. Den Essig dazugeben und das Gemisch über die Kräuter gießen. Das Gefäß verschlossen mindestens 1 Woche an einem kühlen Ort ziehen lassen, dann den Essig durch ein Sieb abgießen und kühl aufbewahren.

▪ **Tipp: Benutzen Sie Kräuteressig und -öl nie gemeinsam, weil sich die Aromen darin gegenseitig »erschlagen« würden.**

* Kräutersalz

▪ 40 g Meersalz ▪ 30 g getrockneter Beifuß ▪ 30 g getrockneter Thymian ▪ 10 g getrockneter Rosmarin ▪ 10 g getrockneter Basilikum ▪ 5 g getrockneter Salbei

Die Kräuter zusammen mit dem Salz in einem Mörser fein zerstoßen. Das Ganze durch ein Sieb rütteln und die groben Bestandteile entfernen. Das Kräutersalz in einem verschließbaren Glas lagern.

▪ **Tipp: Wer öfter Kräutersalz herstellt, kann sich die Arbeit mit einer elektrischen Kaffeemühle erleichtern. Allerdings sollten Sie das Gerät zur Vermeidung von Geruchsübertragung dann ausschließlich für Kräutersalz verwenden.**

* Kräuterbutter

▪ 1 Zweig Rosmarin ▪ 1 Stängel Melisse ▪ 1 Stängel Pfefferminze ▪ 2 Zweige Thymian ▪ 3 Salbeiblätter ▪ 5 Basilikumblätter ▪ 3 Stängel Petersilie ▪ 1 gestr. TL Lavendelblüten ▪ 1 kleine Knoblauchzehe ▪ 2 TL Zitronensaft ▪ Salz ▪ 200 g Butter

Die Kräuter waschen, sehr gut trockenschleudern, die Blättchen von den Stielen zupfen und sehr fein hacken. Den Knoblauch abziehen und durch eine Knoblauchpresse quetschen. Die Butter weich rühren, Kräuter, Knoblauch, Zitronensaft und Salz hineingeben und gründlich unterrühren. Die Butter auf ein Stück Haushaltsfolie geben, zur Rolle formen und im Kühlschrank fest werden lassen.

* Rosmarinwein

▪ 30 g frischer Rosmarin ▪ 750 ml trockener Weißwein ▪ 1 EL feiner Kandiszucker

Die Rosmarinnadeln von den Stielen zupfen, grob hacken und mit dem Kandiszucker in eine Flasche füllen. Den Wein aufgießen, die Flasche verschließen und im Kühlschrank 6 Tage ziehen lassen, dabei täglich ein- bis zweimal schütteln. Den Inhalt der Flasche am siebten Tag durch einen Kaffeefilter abgießen und kühl aufbewahren. Trinken Sie zur Stärkung der Körperkonstitution jeden Tag ein kleines Gläschen als Aperitif oder am frühen Abend.

▪ **Tipp: Der Rosmarin-Wein hilft auch bei leichtem Bauchweh und wirkt ausgleichend bei niedrigem Blutdruck.**

* Wintertee

▪ 30 g Kamillenblüten ▪ 20 g Holunderblüten ▪ 20 g Hagebuttenfrüchte ▪ 20 g Brombeerblätter ▪ 10 g Lindenblüten ▪ 2 Gewürznelken ▪ 1 Stück Zimtrinde

Die getrockneten Kräuter, Früchte und Blüten mischen. Die Nelken zerdrücken, die Zimtrinde in kleine Stücke brechen und beides mit der Teemischung vermengen. 1 EL des Winter-Tees mit 250 ml kochendem Wasser übergießen, 10 Minuten ziehen lassen, durch ein Sieb abgießen und nach Geschmack süßen.

* Salbei-Honig-Milch

▪ 125 ml Milch ▪ 4–5 frische Salbeiblätter ▪ 1 TL Bienenhonig ▪ 1 Prise Zimt

Die Milch erwärmen. Die Salbeiblätter sehr fein hacken, in die warme Milch geben und darin etwa 10 Minuten ziehen lassen. Die Milch mit Honig süßen und nach Geschmack mit Zimt bestreuen.

▪ **Tipp: Wenn Sie die Kräuterstückchen in der Milch nicht mögen, gießen Sie sie nach dem Ziehenlassen durch ein Sieb.**

* Vitamin-Pesto

▪ 1 Tasse frische Melissenblätter ▪ 2 Tassen frische Petersilie ▪ 1–2 Knoblauchzehen ▪ 1/2 Tasse kalt gepresstes Olivenöl ▪ Salz ▪ frisch gemahlener Pfeffer ▪ 25 g frisch geriebener Parmesan ▪ 1/2 rote Paprikaschote

Die Melissenblätter mit der Petersilie und der Knoblauchzehe im Mörser fein zerreiben. Dabei nach und nach das Olivenöl zugeben. Mit Salz und Pfeffer abschmecken, Parmesan und die in feine Würfel geschnittene Paprika unterheben.

▪ **Tipp: Das Vitamin-C-reiche Pesto passt gut zu allen Arten von Pasta. Es sollte allerdings möglichst frisch verzehrt werden, da es sich schnell verfärbt.**

Ein Genießer mit Sammelleidenschaft

Ende des 18. Jahrhunderts sorgte der Italiener **Francesco Leonardi** für Aufsehen: Sein über 3000 Rezepte umfassendes Kochbuch »L'Apicio moderno« vereinte erstmals Rezepte aus einem halben Dutzend Länder, viele davon mit Kräutern, die man bis dahin nur als Medizinkraut oder »Arme-Leute-Essen« kannte. Für Aufregung sorgte die **»Russische Brennesselsuppe«**, die der Hochadel jedoch mit höchstem Genuss konsumierte: Für 8 Personen 500 g Brennnesseln waschen, 30 Sekunden blanchieren, abtropfen lassen und hacken. 1 Zwiebel würfeln, in 30 g Butter andünsten, die Brennnesseln dazugeben und weich dünsten. Mit 20 g Mehl bestauben, mit 1,5 l Hühnerbrühe aufgießen, salzen, pfeffern und 15 Minuten kochen lassen. Die Suppe mit 8 Eigelb und 150 ml Sahne legieren. Nicht mehr kochen! Mit Croûtons servieren.

Lieben und Verführen

Die besten Kräuter-Rezepturen für die sinnlichsten Momente im Leben. Gehen Sie mit auf eine aphrodisische Entdeckungsreise ins Reich der Kräuter.

Sinnesfreuden wecken

Geheimnissvolle Rezepturen für liebesfördernde Mittel gibt es schon seit dem Altertum. Aphrodisiaka (grch. choras aphrodiasis, d. h. Reigen der Liebespflanzen) sind zahlreich in Kräutern und Gewürzen enthalten, doch die tatsächliche Wirkung ist bis heute wissenschaftlich umstritten ist. Dennoch: Die Verwendung bekannter Heilpflanzen hat eine sinnliche Komponente, die unbestreitbar zum Lieben und Verführen gehört. Die Erwartung an die Mittel darf jedoch nicht zu groß sein. Sie vollbringen keine Wunder, helfen aber, Gefühle intensiver zu genießen. Probieren Sie es aus: Schaden kann es in keinem Fall!

* Sinnliches Aromabad

▪ 2 Hand voll Lavendelblüten ▪ 2 Hand voll duftende Rosenblütenblätter ▪ 1 Hand voll Muskatellersalbei ▪ 2 Tropfen Sandelholzöl ▪ 1 Tropfen Ylang-Ylang-Öl

Die Kräuter zwischen den Händen zerreiben und in eine große Schüssel geben, mit 2 l kochendem Wasser übergießen und 10 Minuten zugedeckt ziehen lassen. In der Zwischenzeit das Badewasser einlaufen lassen (optimale Badetemperatur: 38° C). Den Kräutersud durch ein Sieb ins Badewasser gießen, die ätherischen Öle ins Wasser tropfen und gut verteilen.

- **Tipp: Stellen Sie viele Kerzen im Badezimmer auf, das verstärkt die Wirkung.**

* Verführerisches Duftwasser

▪ 700 ml destilliertes Wasser ▪ 50 ml Wodka ▪ 2 TL getrockneter Lavendel ▪ 20 g getrocknete Rosenblüten ▪ 1 Zimtstange

Die Kräuter in eine weithalsige Flasche oder ein Glas geben. Die Zimtstange zer-

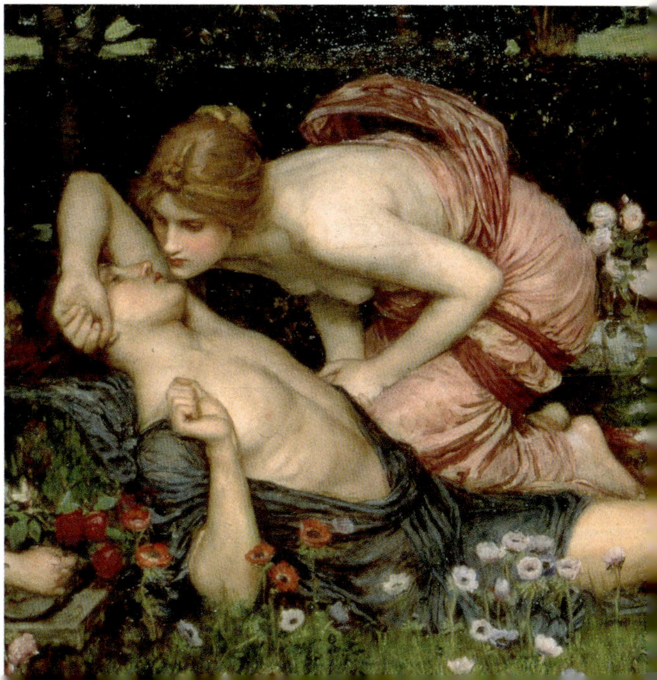

Hier erwacht Sinnlichkeit:
Auf die richtigen Kräuter gebettet,
verfehlt kein zarter Kuss sein Ziel.

brechen und dazugeben. Das Ganze mit Wodka und destilliertem Wasser übergießen und verschlossen an einem dunklen, kühlen Ort 1 Woche reifen lassen. Gießen Sie das Duftwasser durch ein Sieb ab, lassen Sie es dann durch einen Kaffeefilter laufen und füllen Sie es in einen Zerstäuber. Parfümieren Sie mit dem Duftwasser das Schlafzimmer und die Bettwäsche.

* Liebestee

▪ 20 g Rosmarin ▪ 20 g Pfefferminze ▪ 50 g Bohnenkraut ▪ 1 EL getrocknete Orangenschale ▪ 5 EL Rosenblütenblätter

Die Kräuter mit der gehackten Orangenschale mischen. Pro Tasse 1 EL dieser Mischung mit 200 ml kochendem Wasser übergießen und 5 bis 7 Minuten ziehen lassen. Durch ein Sieb abgießen und leicht gesüßt trinken.

- **Tipp: Verwenden Sie nur ungespritzte Orangen. Den Tee über mehrere Wochen morgens und abends trinken.**

* Verführungssorbet

▪ 2 Zweige Melisse ▪ 50 g Holunderblüten (ohne Stiel) ▪ 150 ml Weißwein (Riesling) ▪ 150 ml Mineralwasser ▪ 125 ml Champagner ▪ 1 Gewürznelke ▪ 4 EL Zitronensaft ▪ 75 g Zucker ▪ einige Blätter Zitronenmelisse zum Garnieren

Die Blüten verlesen und in eine Glas- oder Steingutschüssel geben. Wein, Mineralwasser, Nelke, Zitronensaft und Zucker mischen, einmal aufkochen und über die Blüten gießen. Die Schüssel abdecken und 4 bis 5 Tage kühl stellen. Dann die Mischung durch ein Sieb abgießen und in der Eismaschine cremig rühren. Wer keine Eismaschine hat, stellt die Mischung für 2 bis 3 Stunden ins Tiefkühlfach und rührt sie immer wieder mit einem Mixer oder einem Handrührgerät durch, damit sich keine zu großen Eiskristalle bilden. Das Sorbet soll nicht hart gefroren, sondern halbfest sein, dann Eiskugeln abstechen, in eine Sektschale geben, mit gekühltem Champagner auffüllen und mit frischer Melisse garnieren. Sofort servieren.

- **Tipp: Statt Champagner können Sie zwar auch (stillschweigend) Sekt verwenden, was dem Sorbet geschmacklich kaum anzumerken ist, allerdings wirkt Champagner aufgrund seines Rufes als Liebeselixier stärker.**

* Liebestrank für Frauen

▪ 150 g Him- oder Brombeeren ▪ 20 g Mönchspfeffer ▪ 1 Stück Ingwer ▪ 1 Zimtstange ▪ 2 Stiele Liebstöckel ▪ 1/2 geschlitzte Vanillestange ▪ 50 g Kandiszucker ▪ 500 ml Wodka

Die Beeren verlesen, bei Bedarf waschen und sehr gut abtropfen lassen. Ingwer und Zimt in Stücke brechen. Alle Zutaten in eine weithalsige Flasche geben, mit dem Wodka aufgießen, verschließen und 3 Wochen an einem kühlen Ort (nicht im Kühlschrank) ziehen lassen. Durch ein Sieb abgießen und kühl aufbewahren.

- **Tipp: Der Trank eignet sich auf Grund des Mönchspfeffers (er heißt im Volksmund auch Keuschlamm) nicht für Männer.**

* Liebestrank für Männer

▪ 100 g Johannis- oder Himbeeren ▪ 2 Zweige Zitronenmelisse ▪ 20 g Ginsengwurzel ▪ 1 Stück Ingwer ▪ 1 Zimtstange ▪ 2 Stiele Bohnenkraut ▪ 4–5 Safranfäden ▪ 50 g Kandiszukker ▪ 500 ml Wodka

Die Beeren verlesen, bei Bedarf waschen und sehr gut abtropfen lassen. Ginsengwurzel, Ingwer und Zimt grob zerkleinern. Alle Zutaten in eine weithalsige Flasche geben, mit dem Wodka aufgießen, verschließen und 3 Wochen an einem kühlen Ort (jedoch nicht im Kühlschrank) ziehen lassen. Durch ein Sieb abgießen und kühl aufbewahren.

* Aphrodisischer Salat

▪ 100 g Feldsalat ▪ 100 g Endiviensalat ▪ 1 sonnengereifte Tomate ▪ 1 Prise Safran ▪ 1 Zweig Pfefferminze ▪ 3 Stiele Petersilie ▪ 1 hart gekochtes Ei ▪ 2 EL Sauerrahm ▪ Zitronensaft ▪ Salz ▪ Pfeffer aus der Mühle

Feld- und Endiviensalat putzen, waschen, trockenschleudern und auf zwei Vorspeisenteller verteilen. Die Tomate achteln und auf den Salat legen. Die Kräuter sehr fein hacken. Aus den Gewürzen, den Kräutern und dem Sauerrahm eine Marinade rühren, mit Zitronensaft, Salz und Pfeffer abschmecken. Das Ei in kleine Würfel schneiden und unter die Marinade ziehen. Den Salat mit der Marinade beträufeln und servieren.

▪ **Tipp: Auch Wurzelgemüsen wird eine liebesfördernde Wirkung zugeschrieben. Versuchen Sie die Marinade zu bissfest gegarten Karotten oder Sellerie.**

* Luststeigerndes Duftkissen

▪ 10 g Pfefferminze ▪ 10 g Rosmarin ▪ 10 g Duftverbenen ▪ 10 g Liebstöckel ▪ 25 g Rosenblüten ▪ 1/2 Vanillestange

Die getrockneten Kräuter mischen. Vanillestange schlitzen, in Stücke schneiden und untermischen. Die Duftmischung in kleine Leinensäckchen (ca. 20 x 20 cm) füllen und diese zunähen.

▪ **Tipp: Verteilen Sie mehrere kleine Kissen verstreut im Raum und auf dem Bett, so dass sich die Wirkung verstärkt.**

Liebeszauber im Kräutergarten

Alte Zauberbücher und volkstümliche Überlieferungen sehen **Salbei** als Liebespflanze und geben Anweisungen für einen **Liebeszauber**, der vermag »Liebe zu einer Person zu erwecken«. So heißt es: »Nimm drei Salbeiblätter und schreibe auf das erste Adam und Eva, auf das zweite Jesu Maria und auf das dritte Blatt deinen Namen sowie den der begehrten Person. Brenne diese Blätter zu Pulver und bringe dieses der Person beim Essen und Trinken bei«.

Register

A

Achillea millefolium 65
Ackerschachtelhalm 20, 74 f., 85 f. 96 f.
Ackerschachtelhalmtee 75
After Sun-Körpermaske 118
Alchemilla vulgaris 33
Angelica archangelica 31
Anna Goldin 16
Anti-Akne-Dampfbad 117 f.
Anti-Blähungs-Tee 81
Anti-Fett-Spülung 115
Anti-Schuppen-Spülung 116
Anti-Stress-Tee 111
Aphrodisischer Salat 125
Arctostaphylos uva-ursi 24
Artemisia vulgaris 25
Augenkraut 22
Augenwurzel 22
Ausfluss 98

B

Baldrian 22, 77 f., 88 ff., 106 f.
Baldrian-Melissentee 89
Baldriantee 89
Bärentee 24
Bärentraube 24, 74 f.
Bärentraubenblättertee 75
Bauchwehkraut 66
Beifuß 25, 82 f.
Beifuss-Verdauungstee 84
Benedictenkraut 82 f.
Besenkraut 26
Betonienkraut 90 f.
Biersuppe 113
Birkenblätter 25, 74 f.
Blasenentzündung 25, 74
Blasenschwäche und Reizblase 77
Blasentee 20, 75
Blauer Hahnenfuß 35
Blutkraut 40, 66, 67
Blutstellkraut 66
Blutungsschwächender Tee 103
Blutwurz 27, 80 f., 103 f.
Blutwurztee 81, 104
Brennnessel 29, 74 f., 85 f.
Brennnesseltee 75
Buchweizenkraut 96 f.

C

Calendula officinalis 58
Campher 94 f.
Caulophyllum thalictroides 35
Chamomilla recutita 42
Chelidonium majus 67
Cimifuga racemosa 69
Citronella 49
Citrus-Kräuter-Deo 119

D

Darmträgheit und Verstopfung 78
Depressive Verstimmungen 41, 44, 86
Durchschlaftee 113

E

Echte Engelwurz 31, 82 f.
Echter Ziest 91
Edelsalbei 63
Engelwurztee 83
Entkrampfender Kamillentee 105
Entschlackung 48, 85 f.
Entspannungs-Fußbad 111
Entwässernder Petersilientee 97
Equisetum arvense 20
Erfrischendes Duftwasser 119

F

Faulbaumrinde 78 f., 85 f.
Faulbaumrinden-Abführtee 79
Feinwürziger Kräuteressig 121
Fenchel 80 f., 85 f.
Fingerkraut 28
Frauenkraut 66
Frauenmantel 33
Frauenwohl 49
Frauenwurzel 35
Frühjahrs-Abführtee 85

G

Gallenbeschwerden 30, 48, 68, 82
Gallenteemischung 84
Gänsefingerkraut 37, 104 f.
Gänsefingerkrauttee 105
Gartensalbei 63
Gelbwurz 82 f.
Gemeine Betonie 91
Gesichtsdampfbad 35
Gesichtswasser für unreine Haut 117
Gilbweiderichkraut 82 f.
Goldblume 58
Goldrutenkraut 25, 74 f.
Gute-Nacht-Bad 113

H

Haarsoftener 116
Hamamelis virginiana 71
Harnkraut 24
Harnwegsentzündung 21
Hauhechelwurzel 74 f., 85 f.
Hautstraffendes Lavendeltonikum 118
Hautpflegelotion 118
Heil-Batunge 91
Heilpflanzentee 101
Heilziest 91
Herba Lysimachiae 84
Herrgottsblut 40, 119
Herzkräftigender Weißdorntee 95
Herztrost 49
Heublumensack 76
Hexe 10,11
Hexenkraut 22
Hildegard 14, 34, 39, 45, 49 f., 59, 66, 70, 91
Hopfen 38, 90 f.
Hopfentee 91
Humulus lupulus 38
Hypericum perforatum 40

I, J

Immenblatt 49
Jageteufel 40
Johannisblut 40
Johanniskraut 40, 77 f., 80 f., 86, 88 f., 106 f., 106 f.
Johannisöl 119
Jungfernkraut 26
Jungfernwurz 33

K

Kamille 42, 74 f., 80 f., 85 f., 104 f.
Kapuzinerkresse 74 f.
Katzenkraut 22
Katzenwurzel 22
Keuschlamm 51
Klärendes Gesichtsdampfbad für normale Haut 117
Königskerze 77 f.
Königskerzenöl 78
Königssalbei 63
Kopfschmerzen 57, 86, 92, 106
Kräftiges Kräuteröl 120
Krampfadern 71, 96
Krampflösendes Schafgarben-Sitzbad 105
Krampfmilch 111
Kräuterbutter 121
Kräuter-Essig-Spülung 115

Kräuterpeeling 116
Kräutersalz 121
Kräuter-Schlafkissen 113
Küchenschelle 43

L

Lamium album 70
Lavendel 45, 80 f., 90 f., 102 f., 106 f.
Lavendelbad 111
Lavendelöl 88 f., 90 f.
Lavendula angustifolia 45
Liebestee 124
Liebestrank für Frauen 124
Liebestrank für Männer 125
Löwenblattwurzel 35
Löwenzahn 47, 82 f., 85 f.
Löwenzahntee 83
Luststeigerndes Duftkissen 125

M

Maria Clementine Martin 16, 17, 50
Maria Treben 17
Mauerblümchen 67
Melissa officinalis 49
Melisse 49, 77 f., 80, 88 f., 102 f., 106 f.
Melisse-Beruhigungsbad 89
Melissengeist 32, 50
Melissentee 89
Menstruationsbeschwerden 32, 43, 66, 104
Mentha x piperita 56
Migräne 36, 55, 57, 92 f.
Milde Reinigungsmilch 117
Milder Einschlaftrunk 112
Mönchspfeffer 51, 90 f., 102 f., 106 f.
Moosbeere 24
Muttergotteskraut 33
Mutterkraut 49

N, O

Nachtkerze 52
Nachtkerzenöl 90 f.
Odermennigkraut 103 f.
Oenothera biennis 52
Orthosiphonblätter 74 f.

P

Passionsblume 90 f.
Passionsblumentee 91
Pestwurz 54, 92 f.
Petasites hybridus 54
Petersilie 74 f., 96 f.
Petersilientee 101
Pfefferminze 56, 80 f., 82 f., 85 f., 88 f.
Potentilla anserina 37
Potentilla erecta 27
Prämenstruelles Syndrom 52, 53, 100
Pulsatilla vulgaris 43
Pusteblume 47

R

Reizdarm 29, 57, 80
Relax-Tee 110
Ringelblume 58, 96 f.
Rosmarin 60, 94 f.
Rosmarintee 94
Rosmarinus officinalis 50
Rosmarinwein 121
Rosskastanie 96 f.
Rotes Weinlaub 96 f.
Rotklee 62, 106 f.
Rotkleetee 106
Russische Brennnesselsuppe 122

S

Salbei 63, 82 f., 107, 125
Salbei-Honig-Milch 122
Salbeitee 84, 107
Salvia officinalis 63
Sandbeere 24
Schachtelhalm-Umschläge 97
Schafgarbe 65, 82 f., 90 f., 98 f., 104 f.
Schafgarbentee 105
Scheuerkraut 21
Schlaf- und Nerven-Tee 112
Schlaftee 91
Schöllkraut 67, 82 f.
Schöllkrauttee 83
Schönheits-Tee 118 f.
Schwalbenwurz 67
Schwitzen 64, 86, 107
Shampoo (Rezepte) 114 f.
Silberkraut 37
Sinnliches Aromabad 123
Sonnwendgürtel 26
Spülung für trockenes Haar 116
Starker Abführtee 79
Starker Einschlaftrunk 112
Steinklee 96 f.
Steinkleetee 97
Stimmungstee 112
Stinkbaldes 22
Stinkwurz 22
Stoffwechseltee 86
Studentenblume 58
Sumpfschachtelhalm 20

T

Taraxacum officinalis 47
Taubnessel-Spülung 99
Taubnesseltee 99
Tausendblatt 65
Teufelsbanner 40
Teufelsflucht 40
Tonisierendes Rosmarinbad 95
Totenblume 58
Traubensilberkerze 69, 106 f.
Trifolium pratense 62
Tüpfelkraut 40

U, V

Unruhe 46, 86
Urica dioica 29
Urica urens 29
Valeriana officinalis 22
Verführerisches Duftwasser 123 f.
Verführungssorbet 124
Virginische Zaubernuss 71
Vitamin-Pesto 122
Vitex agnus castus 51

W

Warzenkraut 67
Wasserminze 56
Wechseljahrbeschwerden 48, 54, 69, 106
Weidenrinde 92 f.
Weidenrindentee 93
Weißdorn 94 f.
Weiße Taubnessel 70, 98 f.
Weissfluss 62, 70
Wermutkraut 82 f.
Wermuttee 83
Wintertee 122
Wundkraut 40, 66

Z

Zauberhasel 71
Zaubernuss 71, 96 f., 103 f.
Zaubernusstee 103
Zaubernuss-Umschläge 97
Zinngras 21
Zinnkraut 21, 77 f.
Zinnkraut-Sitzbad 77
Zitronenmelisse 49
Zwangkraut 37

Impressum

Bibliografische Information: Die Deutsche Bibliothek
Die Deutsche Bibliothek verzeichnet diese Publikation in der Deutschen Nationalbibliografie; detaillierte bibliografische Daten sind im Internet über http://dnb.ddb.de abrufbar

Wichtiger Hinweis:
Die im Buch veröffentlichten Ratschläge und Rezepte wurden von Verfasser und Verlag sorgfältig erarbeitet und geprüft. Eine Garantie kann dennoch nicht übernommen werden. Ebenso ist die Haftung des Verfassers bzw. des Verlages und seiner Beauftragten für Personen-, Sach- und Vermögensschäden ausgeschlossen.

Bildnachweis:
Fotos: akg-images S. 4 m., 6, 72, 110 /Erich Lessing S. 114 /Sotheby`s S. 8, S. 120, S. 123; blickwinkel/C. Huetter S. 38 /H. Schmidbauer S. 71; corbis/Klaus Hackenberg S. 40 /Patrick Johns S. 27; DIAGENTUR/VISUALS S. 29; IFA-Bilderteam/Giel S. 42 /KCM S. 22; Imago/imagebroker/Handl S. 43 /Liedle S. 25; Jahreszeiten Verlag/Hagge & Puchta S. 60 /André Reuter S. 37; Mauritius Images S. 31 /age fotostock S. 56, S. 63 /Botanica S. 45 /Paroli-Galperti/Granataimages.com S. 4 o., S. 18, S. 33, S. 67, S. 70 /Granata Images S. 62 /Fritz Pölking S. 20 /Rudolf Schmidt S. 52; Natura 2000 Medienservice GmbH/ Winfried Wisniewski S. 24; Okapia/Naturbild/Erich Geduldig S. 58 /Naturbild/Ernst Schacke S. 65 /Konrad Wothe S. 54; Reinhard Tierfoto S. 51, S. 69; Dr. Schwabe Arzneimittel S. 47; Dr. Roland Spohn S. 35; Stockfood/David Loftus S. 4 u., S. 108 /Studio DHS S. 49

Projektleitung: Bettina Huber
Redaktion: Bärbel Schermer, München
Text Einleitung: Dr. Christiane Schlüter, Augsburg
Bildredaktion: Margit Schulzke, Markus Röleke
Umschlagkonzeption: Dorothee Griesbeck, Die Buchmacher, München
Herstellung: Veronika Preisler
Layout und Satz: Dorothee Griesbeck, Die Buchmacher, München
Reproduktion: Repro Ludwig, Zell am See
Druck und Bindung: Appl, Wemding
Printed in Germany

ISBN 13: 978-3-426-64373-0
ISBN 10: 3-426-64373-1

5 4 3 2 1

Weitere Titel aus den Bereichen Gesundheit, Fitness und Wellness finden Sie im Internet unter www.wohl-fit.de

Bitte besuchen Sie uns auch im Internet unter der Adresse: www.knaur-ratgeber.de